AF309425

DU TRAITEMENT

PAR

L'ÉLECTROLYSE

DES

DÉVIATIONS ET ÉPERONS DE LA CLOISON

DU NEZ

PAR

J. BERGONIÉ
PROFESSEUR A LA FACULTÉ DE MÉDECINE
CHEF DU SERVICE ÉLECTROTHÉRAPIQUE
A L'HOPITAL SAINT-ANDRÉ

E. J. MOURE
CHARGÉ DU COURS DE LARYNGOLOGIE,
OTOLOGIE ET RHINOLOGIE
A LA FACULTÉ DE MÉDECINE

BORDEAUX
FERET & FILS, LIBRAIRES
15, Cours de l'Intendance.

PARIS
O. DOIN, LIBRAIRE-ÉDITEUR
Place de l'Odéon, 8.

1892

DU TRAITEMENT

PAR

L'ÉLECTROLYSE

DES

DÉVIATIONS ET ÉPERONS DE LA CLOISON

DU NEZ

PAR

J. BERGONIÉ
PROFESSEUR A LA FACULTÉ DE MÉDECINE
CHEF DU SERVICE ÉLECTROTHÉRAPIQUE
A L'HOPITAL SAINT-ANDRÉ

E. J. MOURE
CHARGÉ DU COURS DE LARYNGOLOGIE,
OTOLOGIE ET RHINOLOGIE
A LA FACULTÉ DE MÉDECINE

BORDEAUX

FERET & FILS, LIBRAIRES

15, Cours de l'Intendance.

PARIS

O. DOIN, LIBRAIRE-ÉDITEUR

Place de l'Odéon, 8.

1892

TRAITEMENT PAR L'ÉLECTROLYSE

DÉVIATIONS ET ÉPERONS DE LA CLOISON DU NEZ

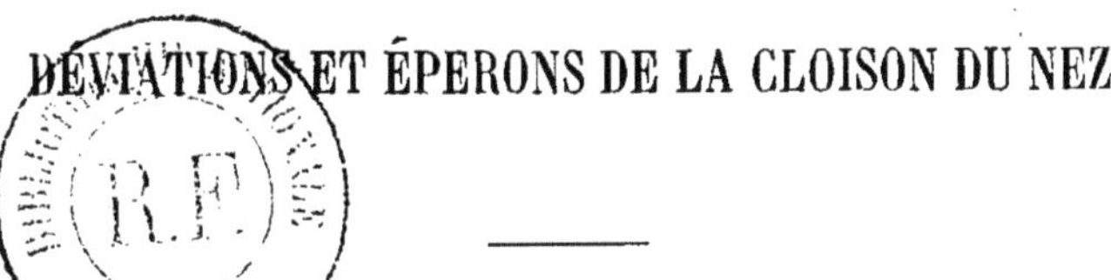

Les déviations et saillies de la cloison nasale, connues depuis déjà longtemps et décrites par les anatomistes, n'ont réellement attiré l'attention des cliniciens que depuis ces dernières années, c'est à dire du moment où la pathologie des cavités du nez a pris l'importance qu'elle méritait d'occuper. En effet, les descriptions de Morgagni, Haller, Hildebrand, Boyer, Cloquet, Dupuytren, ou les quelques opérations pratiquées par Malgaigne, Nélaton, Chassaignac, Demarquay, etc., ne sauraient être considérées comme d'importantes contributions à l'étude qui nous occupe. Theile ([1]), le premier, semble s'être occupé plus particulièrement de l'asymétrie de la cloison du nez et avoir recherché sa fréquence sur les crânes desséchés; mais cet auteur ne reconnut pas autrement l'importance de ces malformations au point de vue clinique. De même Trélat, Tillaux, Verneuil, Péan, Lanelongue, Berger, Devalz publièrent des faits intéressants par la forme ou le siège de la déviation; mais ces praticiens insistèrent particulièrement sur le procédé opératoire employé par eux pour remédier aux vices de conformation observés.

Ce fut seulement après la publication des travaux de Voltolini (1877) que l'existence des saillies, éperons ou incurvations du septum prit une importance plus grande au point de vue

---

([1]) Cité par Morell-Mackenzie. (*Traité des Maladies du Nez*, traduit par le Dr E. J. Moure et J. Charazac, p. 275. Paris, 1887.)

clinique et que, dans tous les pays, apparurent sur ce sujet de nombreux travaux. Qu'il nous suffise de citer pour la France les noms de Duplay[1], Casabianca[2], Lœwenberg[3], Terrier[4], E. J. Moure[5], Miot[6], Garel[7], Rosenthal[8], de Thilly[9] et pour l'étranger, ceux de Michel[10], B. Fränkel[11], Welcker[12], Zuckerkandl[13], Fletcher Ingals[14], Jarvis[15], Jurasz[16], Ziem[17], Gleitsman[18], Wilh. Hubert[19], Heymann[20], Hartmann[21], Krieg[22], Bosworth[23], Max. Bresgen[24], Morell-Mackenzie[25], G. Boucher[26], Moldenhauer[27], Collier[28], etc.

---

[1] *Traité de Pathol. ext.*, t. III, p. 761.

[2] *Affect. de la cloison des fosses nasales.* Paris, 1876.

[3] *Progrès méd.*, 21, 28 avril et 5 mai 1883, p. 72, et Anatomische Untersuchungen über die Verbiegungen der Nasenscheidewand. (*Zeitsch. f. Ohrenheilk.*, V. 13, p. 1, 1884.)

[4] *Man. de Pathol. ext.*, 3e édit., t. II.

[5] *Man. prat. des Mal. des fosses nasales.* Paris, 1886.

[6] *Rev. de Laryng., Otol. et Rhin.*, nos 5 et 6, 1888.

[7] Congrès internat. d'Otol. et de Laryngol. Paris, 1889.

[8] *Sur les déformations de la cloison du nez et leurs traitements chirurgicaux.* (Th. Paris, 1888, no 261.)

[9] *Des déviations et épaississements de la cloison nasale et de leur traitement par l'électrolyse.* (Th. de Lyon, 1890.)

[10] *Traité des Mal. des fosses nasales.* Bruxelles, 1879, p. 45.

[11] *Ziemssen's Handb. der Spec. Pathol.* Bd IV, Heft I. Leipzig, 1879.

[12] *Die Asymetrie der Nase.* Stuttgard, 1882.

[13] *Anatomie der Nasenhöhle.* Vienne, 1882.

[14] Deflection of the septum narium (*Arch. of Laryngol.*, 1er oct. 1882, vol. III, p. 291.)

[15] A new operation for removal of the deviated septum in nasal catarrh (*Arch. of Laryngol.*, 1er oct., vol. III, 1882, p. 300.)

[16] Ueber die Behand. hochgradiger Verkrümmungen der Nasenscheidewand. (*Berl. Klin. Woch.*, 23 janv. 1882, no 4.)

[17] Ueber Asymetrie des Schädels bei Nasenk. (*Monatsch. f. Ohrenheilk.*, no 2, fév. 1883).

[18] Deviation of the nasal septum. (*Americ. Journ. of med. Sc.*, juillet 1885.)

[19] Ueber die Verkrümmungen der Nasenscheidewand und deren Behandlung, (*Münch. med. Wochensch.*, no 18, p. 312, 4 mai 1886.)

[20] Ueber Correktion der Nasenscheidewand (Berliner Medicin. Gesellsch., Sitzung vom 29 März 1886, in *Berl. klin. Woch.*, 17 mai 1886, p. 338, no 20.)

[21] BOECKER, SCHÖTZ, FRAENKEL. — Discussion du travail de Heymann sur : Ueber Correktion, etc. (*Berl. klin. Woch.*, no 21, 24 mai 1886, p. 348-49.)

[22] Resection der Cartilag. quadr. septi narium zur Heilung der scoliosis septi. (*Württ. med. Corresp. Blatt.*, 1886, no 26. Cité par Rosenthal, *loc. cit.*)

[23] Deformities of the nasal septum ; a new operat. f. their Correct., etc. (*The med. Rec.*, janv. 29, 1887, p. 115, vol. XXXI.)

[24] Entstehung, Bedeutung und Behandlung der Verkrümmungen und Callösen Verdickungen der Nasenscheidewand. (*Wiener mediz. Presse*, nos 7 et 8, p. 238 et 274, 1887.)

[25] Déviation de la cloison du nez. (*Traité prat. des Mal. du Nez.* Traduit par MM. E. J. Moure et J. Charazac, p. 274 et suiv. Paris, O. Doin, édit., 1887.)

[26] Caso di consider. incurvam. del setto con stenosi compl. di una narice. (*Arch. Ital. di Laryng.*, an. VIII, 1888, p. 19.)

Dans ces publications les uns étudient les déformations du septum au point de vue de leur influence sur la respiration, d'autres au point de vue des accidents réflexes qu'elles produisent et les derniers, enfin, s'occupent de leur traitement, des méthodes à employer pour les faire disparaitre. Ce sera surtout le but de ce travail; mais, avant d'aborder la question du traitement, quelques explications anatomo-pathologiques nous semblent indispensables.

L'on sait que la cloison osseuse des fosses nasales, constituée par le vomer et la lame perpendiculaire de l'ethmoïde, est complétée en avant par l'adjonction d'un cartilage quadrilatère (Sappey) enchâssé partie entre les os de la cloison, le plancher et le dos du nez de la façon suivante :

A. Lame perpendiculaire de l'ethmoïde.

B. Vomer (la partie teintée en noir représente la portion cartilagineuse du septum).

+ 1. Épine nasale du frontal.

2 +. Corps du sphénoïde.

+ 3. Voûte palatine.

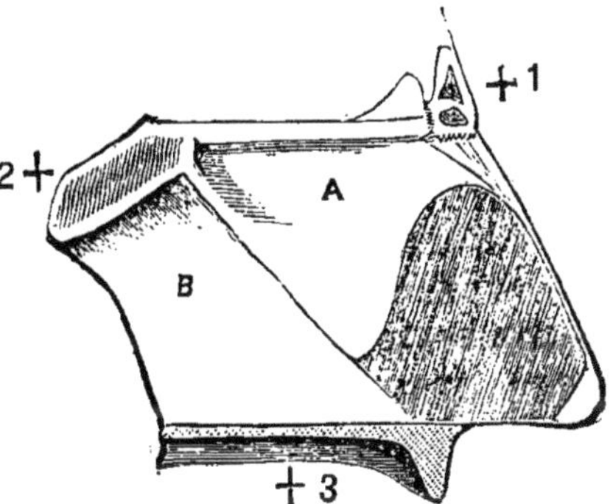

FIG. I.

COUPE SCHÉMATIQUE DE LA CLOISON DU NEZ.

Son bord postéro-supérieur s'unit à la lame perpendiculaire de l'ethmoïde, comme les cartilages costaux aux côtes; le bord antéro-supérieur s'étendant des os propres du nez à l'extrémité de cet appendice, se continue en haut avec les cartilages latéraux du nez; le bord antéro-inférieur va de l'extrémité antérieure du précédent à l'épine nasale et forme la sous-

---

(²⁷ de la p. 4) Vices de conformation et difformités des fosses nasales. (*Traité des Mal. des fosses nasales*. Traduit en français par le Dr Potiquet. Paris, Asselin et Houzeau, édit., 1888, p. 57.)

(²⁸) Déviations de la cloison des fosses nasales. (Soc. britannique de Laryngol. et Rhinol., séance du 27 novembre 1891, in *Revue de Laryngol.*, 1892, n° 4, 15 février.)

cloison; enfin, le bord postéro-inférieur, adhérant en avant à la ligne de jonction des apophyses palatines, pénètre en arrière entre les lames du vomer dont l'écartement est plus considérable en avant qu'en arrière. Il en résulte une épaisseur plus grande du cartilage en avant qu'en arrière, épaississement qui peut aller jusqu'à faire une saillie bilatérale très appréciable à l'examen rhinoscopique antérieur.

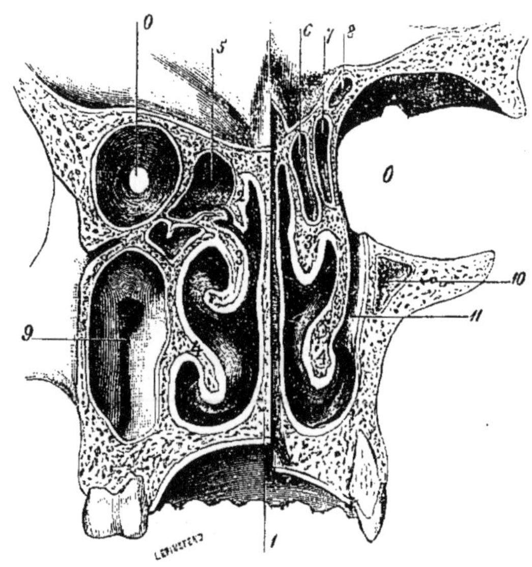

FIG. II.

COUPE VERTICALE ET TRANSVERSALE DES FOSSES NASALES,
FAITE OBLIQUEMENT SUR UN PLAN PLUS PROFOND DU COTÉ GAUCHE DE LA FIGURE.

(D'après MM. Miot et Baratoux.)

1. Cloison des fosses nasales rectiligne et nullement déviée.— 2. Cornet supérieur. — 3. 3. Cornets moyens. — 4. 4. Cornets inférieurs. — 5. Sinus frontal. — 6. 7. 8. Cellules ethmoïdales. — 9. 10. Sinus maxillaires. — 11. Canal nasal. — 0. 0. Cavités orbitaires.

Ces dispositions anatomiques étant connues, nous rappellerons que, *normalement,* la cloison devrait être verticalement placée, laissant deux fosses nasales de dimensions égales; mais il est loin d'en être toujours ainsi. Les recherches des anatomistes ont, en effet, démontré que, dans plus de la moitié des cas, le septum était incurvé d'un côté ou de l'autre. Sans rappeler ici les statistiques de Theile, Zuckerkandl,

Semeleder et autres, nous nous bornerons à dire que, sur
2,152 crânes examinés par MM. Taylor et Morell-Mackenzie
au Muséum du Royal-Collège, 1,657, soit 79,9 %, avaient la
cloison déviée [1]. Depuis les travaux de Zuckerkandl, il était
admis que la cloison du nez, rectiligne dans la première
enfance, ne commençait à s'incurver que vers l'âge de sept ans.
Mais avec Welcker, Duplay, J. Charazac, C. Miot, Rosenthal, etc., nous n'hésitons pas à affirmer que les déviations
peuvent se présenter dans la première enfance et nous nous
rappelons avoir mainte et mainte fois constaté l'existence de
petits éperons ou déviations chez des enfants de trois et
quatre ans. L'observation de Zuckerkandl mérite néanmoins
d'attirer notre attention, parce qu'elle nous indique que c'est
surtout à partir de l'âge de sept ans jusqu'au moment de la
puberté qu'apparaissent ou se développent les déformations
du septum. Nous verrons que cette remarque ne manque pas
d'une certaine importance thérapeutique.

Les causes des déviations et éperons de la cloison nous
intéressent médiocrement; elles sont, du reste, multiples et
souvent assez obscures. L'hérédité joue certainement un rôle
très prépondérant dans cette étiologie et, bien des fois, à
l'exemple d'autres praticiens, nous avons vu le père ou la
mère et plusieurs enfants d'une même famille avoir une
déformation de même forme, de même dimension et ayant le
même siège chez les uns et chez les autres. Ne sait-on pas
combien la conformation du nez se transmet fidèlement de
génération en génération, servant même dans bien des cas de
type à une race ou à une famille? Il ne faut donc pas s'étonner
de voir l'hérédité revendiquer des droits acquis depuis longtemps dans cette étiologie des déformations du squelette
osseux ou cartilagineux du nez.

De même, avec Chatellier [2], Baratoux [3] et quelques autres,
nous serions assez disposés à admettre l'influence des végé-

---

[1] Les statistiques de ces sortes de recherches sont fort bien résumées dans la
thèse de M. Rosenthal (Paris, 1888, p. 34 à 43), qui a lui-même examiné un certain
nombre de crânes humains (de races variées) et d'animaux.

[2] *Étude sur les végétations adénoïdes*. Paris, 1886.

[3] *Prat. méd.*, 8 mai 1888.

tations adénoïdes (hypertrophie de l'amygdale pharyngée) sur les déviations de la cloison du nez. Les chutes sur le nez, les coups reçus sur cet organe doivent aussi entrer quelquefois en ligne de compte. Quant à l'influence des hypertrophies des cornets (Baumgarten), des diathèses syphilitique ou strumeuse, elle nous semble moins démontrée. La gêne apportée par la charpente osseuse au développement vertical du cartilage (Chassaignac), nous paraît également problématique, car elle n'explique pas les déformations portant sur cette charpente elle-même, en particulier, sur le vomer.

Dans un travail récent sur les déviations de la cloison (¹), M. Collier explique la production de ces vices de conformation par l'obstruction prolongée de l'une ou l'autre des narines : Si l'une des narines est fermée, que ce soit par paralysie ou parésie des dilatateurs du nez, inflammation d'un cartilage, tuméfaction du cornet inférieur, polypes, catarrhe, etc., voici quel sera le résultat : Si le sujet est éveillé, il y aura coordination automatique, la langue sera abaissée et poussée en avant, l'air pourra entrer et l'équilibre s'établira entre la pression de l'atmosphère et celle de l'air renfermé dans les poumons. Mais il n'en sera pas de même dans la fosse nasale fermée. Il y aura ici production d'un certain vide, comme il est facile de s'en assurer en introduisant dans l'une des narines un tube de verre relié à un manomètre à mercure. A chaque inspiration, on verra le mercure monter peut-être d'un pouce et davantage dans l'une des branches. L'air d'une narine obstruée est donc raréfié à chaque inspiration, et les parois de la cloison sont soumises à une pression exactement proportionnelle au degré de raréfaction. En supposant une dépression d'un pouce dans le manomètre, il en résultera une pression d'environ une demi-livre sur chaque pouce carré du septum et de quatre livres et demie sur le septum entier dont la surface est, en moyenne, de neuf pouces. Ceci, la bouche ouverte et le sujet en pleine possession de ses facultés.

Si le sujet dort, la respiration est plus lente, plus profonde, la coordination automatique est à peu près complètement absente et la langue va s'appliquer contre le voile du palais.

(¹) *Loc. cit.* (Anal. in *Revue de Laryngol.*, n° 4, 1892, p. 110 et suiv.)

La respiration par la bouche s'effectue par de puissants efforts respiratoires, soulevant chaque fois le voile du palais et augmentant ainsi la rapidité du vide dans le pharynx nasal et, par suite, le degré de raréfaction dans la fosse nasale fermée. La pression peut alors monter à deux et même trois livres par pouce carré du septum.

Cette pression normale à la cloison ne peut manquer à la longue de faire céder la mince paroi interne en son point le plus faible. Quant à croire qu'il y a compensation pendant l'expiration, que celle-ci donne lieu à un excès de pression dans la narine fermée, c'est là une erreur : il y a simplement rétablissement de l'équilibre avec l'air extérieur.

C'est là évidemment une théorie ingénieuse, mais qui ne saurait nous satisfaire complètement. Il est certain que le développement irrégulier et rapide du cartilage et des os qui constituent la cloison doit jouer un rôle pathogénique important dans l'étiologie des déviations et même des éperons de cette région.

Sur plusieurs coupes de crânes, récemment faites à l'amphi-théâtre d'anatomie de M. le professeur Bouchard, nous avons pu nous assurer que la plupart des déviations observées occu-paient à la partie inférieure le point d'union du vomer et du cartilage et, à la partie supérieure, le point où ce même cartilage se réunit à la lame perpendiculaire de l'ethmoïde (¹). Il est donc logique d'admettre que c'est au développement trop rapide dans un sens ou dans l'autre qu'il faut attribuer et les incurvations en masse et les saillies que l'on observe si souvent dans les fosses nasales. On comprend, du reste, que toute cause irritante, traumatisme, etc., aura pour effet de déterminer une irritation locale qui se traduira par une proli-fération exagérée de cartilage ou d'os et, par conséquent, par une déformation du septum.

Description des déformations. — Quoique très irrégulières et se prêtant peu à une description applicable à chaque cas

---

(¹) **Nous** rapportons plus loin la reproduction d'un éperon de la cloison, dessiné d'après une photographie et mettant bien en évidence la remarque que nous faisons ici. (Voir fig. VI.)

particulier, les déviations du septum peuvent néanmoins être classées sous différents types que nous allons essayer de décrire. Disons d'abord que la déformation peut porter sur l'ensemble de la cloison ou simplement sur l'une de ses parties, qui sont, par ordre de fréquence, le cartilage quadrangulaire, le vomer et la lame perpendiculaire de l'ethmoïde. Assez souvent, les déformations en forme d'éperons ou de crêtes s'étendent d'avant en arrière, partie sur le cartilage et partie sur le tissu osseux.

Le premier groupe comprend les simples incurvations du septum portant sur sa totalité ou simplement sur sa portion cartilagineuse. Dans ces cas, la cloison non épaissie vient former une saillie globuleuse, convexe, plus ou moins saillante dans l'une des fosses nasales qu'elle rétrécit d'autant, tandis que du côté opposé existe une concavité correspondant à la saillie de la partie incurvée.

Si cette déformation s'accentue, il se produit comme une sorte d'affaissement du septum dans le sens vertical et la saillie, au lieu d'être arrondie, prend alors la forme d'une arête plus ou moins acérée et plus ou moins proéminente, suivant les cas ; arête qui s'étend habituellement dans le sens antéro-postérieur jusqu'au niveau du vomer et s'insère sur l'un des côtés de cet os, sur lequel elle se perd en s'étalant peu à peu. Dans ces cas, la partie de la cloison déviée, vue par la face opposée, présente non pas une concavité parfaitement modelée, mais une incurvation dont le point central a l'aspect d'un pli plus ou moins profond, suivant le degré de la déformation. Il est bon de rappeler ici que jamais la dépression ne correspond exactement, en profondeur, à la saillie constatée du côté opposé, c'est à dire que le tissu cartilagineux ou osseux a subi un épaississement plus ou moins considérable sur le point dévié. Il s'est fait à ce niveau un véritable enchondrome ou ostéome, suivant les cas. Il arrive même, dans quelques cas, assez communs du reste, qu'à la partie saillante de la cloison corresponde une dépression à peine appréciable dans la fosse opposée. C'est à ces sortes de déformations que l'on a donné le nom de *crêtes* ou *éperons de la cloison*. On comprend sans peine les formes variées que peuvent affecter ces diverses altérations, suivant le point qu'elles occupent. C'est ainsi qu'avec Löwenberg, l'un de nous (Moure) a adopté dans la description qu'il a donnée de ces lésions (¹) la classification basée sur le siège de la déformation, distinguant ainsi :

1° Les déviations horizontales et supérieures occupant la partie supérieure du nez, par conséquent la lame perpendiculaire de l'ethmoïde;

2° Les déviations horizontales et inférieures se trouvant, comme leur nom l'indique, à la partie inférieure du septum. Ce sont, avons-nous dit, les plus communes.

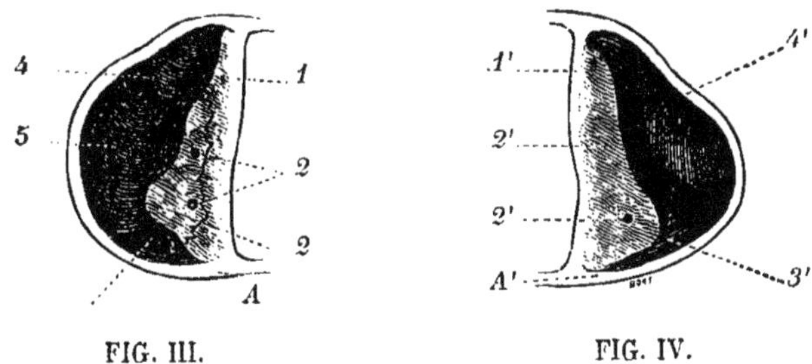

FIG. III.   FIG. IV.

ASPECT SCHÉMATIQUE DE DEUX ÉPERONS DE LA CLOISON OCCUPANT LE SEGMENT ANTÉRO INFÉRIEUR DE LA FOSSE NASALE DROITE *(fig. III)* ET GAUCHE *(fig. IV)* DU MALADE.

(Ces saillies sont vues par leur face antérieure après écartement des ailes du nez avec le spéculum.)

1. 1'. Cloison du nez ayant subi une légère incurvation horizontale et inférieure. — *2. 2'.* Éperon de la cloison s'enfonçant dans la figure III, dans le cornet inférieur *4* et passant au-dessous de ce dernier *4'* dans la figure IV. — *3. 3'.* Méat inférieur. — *5.* Cornet moyen. (Ce cornet est caché dans la figure IV par la partie saillante de la cloison et le cornet inférieur tuméfié). *A. A'.* Sous-cloison.

A ces deux types, nous pourrions ajouter les déviations horizontales et antérieures, siégeant le plus souvent sur la portion cartilagineuse; antérieures, par conséquent, elles apportent un trouble considérable à la respiration du côté atteint. C'est ainsi que nous avons vu dans quelques cas le cartilage, dévié et considérablement épaissi, obstruer complètement l'orifice de la narine du côté atteint, soulever même assez fortement l'aile du nez, occasionnant ainsi une sorte de cassure très

---

(¹) *Loc. cit.*, p. 245.

appréciable à l'extérieur. La figure suivante en donnera une idée assez exacte.

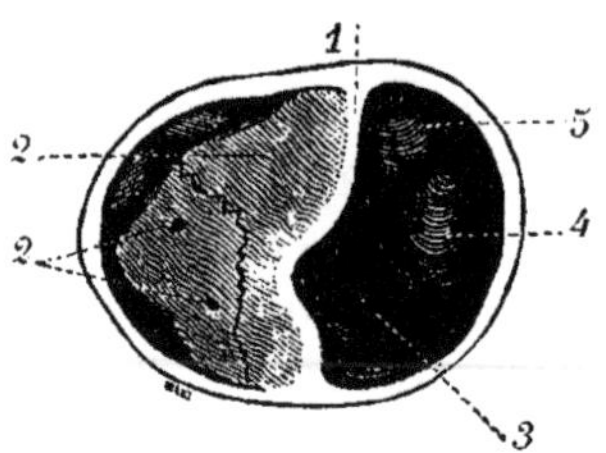

1. Cloison du nez faisant une incurvation vers la fosse nasale droite (côté gauche de la figure).

2. 2. Saillie cartilagineuse insérée sur la cloison et obstruant presque tout l'orifice de la narine droite du malade, repoussant l'aile du nez au dehors. (Les points noirs sont ceux où ont été placées les aiguilles lorsque nous avons détruit cette saillie.

3. Méat inférieur de la narine gauche.

4. Partie antérieure du cornet inférieur.

5. Cornet moyen.

FIG. V.

ASPECT SCHÉMATIQUE DES DEUX FOSSES NASALES ANTÉRIEURES, LES AILES DU NEZ ÉTANT FORTEMENT ÉCARTÉES.

3° Le troisième groupé comprend la combinaison des deux premières avec saillies et dépressions dans les deux narines; c'est la déformation en S. Dans ces cas, la déviation horizontale et *supérieure* dans une fosse nasale devient horizontale et *inférieure* dans celle du côté opposé.

Avons-nous besoin d'ajouter que certaines déviations sont tellement irrégulières comme forme et comme siège qu'elles échappent à toute description (¹).

Vues de face sur le cadavre dans une coupe antéro-postérieure, les crêtes ou malformations antéro-postérieures représentent assez bien une longue pyramide triangulaire dont la base étalée repose sur le septum et dont le sommet, plus ou moins acéré, irrégulier, crênelé, est recouvert par la pituitaire amincie *(fig. VI)*. Cette pyramide est plus ou moins saillante ou plus ou moins étalée, suivant que la déviation est elle-même plus ou moins accusée. Tantôt presque rectiligne dans le sens antéro-postérieur, la sailiie présente d'autres fois des ondulations et des sinuosités formées de renflements et de dépressions variables comme épaisseur. C'est ainsi que deux arêtes presque pyriformes en partant des extrémités antérieures et postérieures des fosses nasales (du cartilage et du vomer) peuvent venir se perdre dans le septum au point de leur jonction, qui se fait habituellement à l'union du septum

---

(¹) Dans un cas rapporté par Dieffenbach (*Gaz. méd.*, 1841, p. 779), la portion cartilagineuse du nez était si fortement déviée du côté de la joue que les deux narines étaient placées l'une au-dessus de l'autre (cité par Duplay, *loc. cit.*, p. 762).

cartilagineux et osseux. Il existe, dans ce cas, deux véritables
éperons : l'un antérieur, souvent horizontal ; l'autre postérieur,
oblique de bas en haut et d'avant en arrière. Ce dernier n'est
souvent visible à l'examen rhinoscopique qu'après la destruction du premier ou la rétraction complète de la pituitaire par
cocaïnisation.

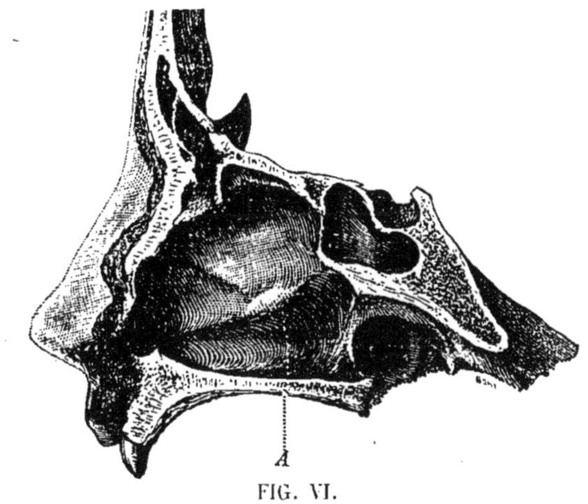

FIG. VI.

COUPE VERTICALE DE LA CLOISON MONTRANT UN ÉPERON VU DE FACE EN *A*.
(Le côté opposé du septum était absolument vertical et sans déviation.)

Enfin, il n'est pas très rare de voir le bord libre des saillies
de la cloison devenir plus mince à leur extrémité et se reco-
queviller en bas et en dedans, formant comme une espèce de
crochet. Cette dernière déformation constitue souvent un
obstacle sérieux au passage de la sonde, si l'on veut pratiquer
le cathétérisme de la trompe d'Eustache.

Au point de vue anatomo-pathologique, les altérations que
nous envisageons ici ont été étudiées, au moins en France,
d'une façon assez sommaire ; aussi croyons-nous intéressant de
reproduire la description histologique de deux cas rapportés
par M. Rosenthal (¹), dans son travail inaugural. Ces deux
observations (nᵒˢ XXXII et XXXIII) lui ont été communiquées
par M. le Dʳ Chatellier, avec le résultat de l'examen microsco-
pique que nous reproduisons ici :

1° La saillie enlevée est mise dans l'alcool immédiatement

(¹) *Loc. cit.*, p. 63.

après l'opération. Décalcification par le liquide de Meyer. Durcissement dans la gomme et alcool. Les coupes sont faites, les unes perpendiculairement au grand axe de la saillie, les autres parallèlement à son grand axe.

Coupes perpendiculaires au grand axe. Faible grossissement : oculaire, 1 ; objectif, 4. Hartnack.

La partie enlevée est constituée par une masse cartilagineuse, recouverte par la muqueuse. Dans l'épaisseur de cette muqueuse, on aperçoit un petit noyau cartilagineux et un très petit noyau osseux.

Les dimensions, en épaisseur, de ces différentes parties, sont : muqueuse, au niveau du noyau cartilagineux qu'elle renferme, $0^{mm}484$; muqueuse, en dehors du noyau, $0^{mm}530$; épaisseur du noyau à son maximum, $0^{mm}088$; épaisseur du cartilage formant la tumeur, $3^{mm}345$.

Ces dimensions ont été prises à l'aide du micromètre oculaire.

Le noyau cartilagineux compris dans l'épaisseur de la muqueuse est séparé du tissu ambiant par une enveloppe fibreuse. Il s'atténue à ses extrémités.

A la face profonde de la masse cartilagineuse se trouve une mince couche de tissu osseux.

Fort grossissement : oculaire, 1 ; objectif, 8. Hartnack.

Le tissu cartilagineux, aussi bien dans la masse principale que dans le petit noyau, présente tous les caractères de tissu cartilagineux hyalin adulte. Les capsules renferment un et rarement deux ou trois chondroplastes et ne semblent nullement en voie de prolifération active. On peut reconnaître encore, dans l'épaisseur de la muqueuse, quelques très petits îlots isolés de cartilage.

Coupes parallèles au grand axe. Elles présentent des caractères analogues de tous points aux précédents.

En résumé, la partie enlevée est formée par une masse de cartilage adulte et recouverte par la muqueuse, dans l'épaisseur de laquelle se trouvent des noyaux cartilagineux hyalins et osseux.

2° On procède de la même manière pour la seconde pièce. Faible grossissement. Muqueuse infiltrée de leucocytes. La saillie enlevée est formée d'une couche osseuse, d'une couche cartilagineuse et enfin de la muqueuse.

La partie osseuse est constituée par l'os spongieux, dont les cavités sont remplies de moelle.

La partie cartilagineuse est formée par du cartilage hyalin adulte dont les capsules renferment un ou deux chondroplastes, rarement plus.

Fort grossissement. Les éléments anatomiques de différentes parties, de même que la substance intercellulaire, paraissent absolument normaux. La muqueuse est infiltrée de leuco-cytes.

Au point de vue symptomatique, les déformations de la cloison nasale comprennent deux groupes principaux :

a. Celles qui sont assez peu prononcées pour ne déterminer aucun symptôme appréciable et ne gêner en rien le sujet qui en est porteur. Ce sont les plus fréquentes. On les découvre en examinant les fosses nasales d'un malade venant consulter pour une affection des oreilles ou de la gorge; elles ne sont justiciables d'aucun traitement particulier.

b. Celles qui occasionnent l'un des troubles que nous allons mentionner; contre ces dernières il peut être utile ou néces-saire d'instituer un traitement :

1° Les déviations du septum peuvent être assez prononcées, et le cas n'est pas rare, pour se traduire extérieurement par une déformation plus ou moins marquée de l'appendice placé, dit-on, au milieu du visage. C'est ainsi que le nez peut être complètement cassé, porté brusquement d'un côté ou de l'autre. La ligne partant de la racine jusqu'à la pointe présente alors des ondulations susceptibles de modifier singulièrement la physionomie d'un sujet. Ces difformités, souvent occasion-nelles (chutes, coups sur le nez fracturant ou luxant le septum), peuvent donc, au point de vue esthétique seulement, nécessiter une intervention active; mais ce n'est pas de ces sortes de déformations extérieures que nous voulons nous occuper ici.

2° Sans être très appréciables à l'examen externe, les saillies ou crêtes de la cloison peuvent gêner considérablement la respiration par le nez et, par ce fait, entretenir des inflamma-tions chroniques de l'arrière-gorge, contre lesquelles le traite-ment local reste inactif. Nombreux, en effet, sont les malades atteints d'affections chroniques de la gorge auxquels le réta-blissement de la respiration par le nez a été profitable.

La respiration nasale est non seulement utile pour entretenir le bon état de la muqueuse gutturale, mais elle est indispensable au libre renouvellement de l'air dans les oreilles moyennes. Donc, la suppression de cet acte physiologique ou toute gêne apportée à son accomplissement peut devenir une cause d'inflammation et de trouble du côté de l'organe de l'ouïe.

« Les sténoses nasales congénitales ou acquises ont, a écrit » l'un de nous (¹), l'inconvénient d'avoir très souvent un » retentissement fâcheux sur l'organe de l'ouïe, soit en entre- » tenant un catarrhe nasal dont la propagation vers la trompe » et l'oreille moyenne est à peu près fatale, soit en venant » compliquer des affections tubaires ou de la caisse préexis- » tantes.

» Non seulement la gêne de la respiration par le nez cons- » titue une mauvaise condition pour l'ouïe du malade, mais la » déformation des cavités rend très souvent, ainsi que nous » l'avons dit plus haut, le traitement (cathétérisme) difficile, » impossible ou même inefficace. Nous savons bien qu'il est » rare de trouver les deux fosses également obstruées et que, » généralement, l'une est étroite et l'autre, au contraire, » élargie. De cette sorte, le cathéter peut être introduit par » le côté opposé à celui qui est rétréci et l'insufflation devient » encore possible, mais il n'en est pas moins vrai que les » améliorations obtenues dans ces cas sont de courte durée » tant que la sténose n'a pas été modifiée par un traitement » énergique; aussi n'hésite-t-on point à faire entrer certaines » affections auriculaires (catarrhes tubaires, otites moyennes » catarrhales subaiguës ou chroniques, humides ou sèches) » dans les indications opératoires des déviations ou éperons de » la cloison du nez, mais *seulement lorsqu'elles sont suffi-* » *santes pour constituer une cause possible de la lésion* » *ou bien si elles retardent la guérison ou favorisent les* » *récidives.* »

Sans être assez volumineuses pour gêner la respiration par le nez ou occasionner les troubles divers auxquels nous venons de faire allusion, les saillies ou arêtes du septum sont suscep-

---

(¹) E. J. MOURE. — Congrès de Berlin, 1889, Section de Laryngologie.

tibles de devenir le point de départ d'une série de troubles variés, bien connus aujourd'hui grâce aux travaux de Voltolini, B. Fraenkel, Hack, Hartmann, Sommerbrodt, J.-N. et H. Mackenzie, Joal, G. Moure, Duplay, Cartaz, Ruault, Baratoux, Hering, etc., etc. C'est ainsi que tantôt l'on observe des migraines, des névralgies faciales, de simples accès de toux sèche, fréquente (toux nasale)(¹), prenant parfois le caractère quinteux et pouvant aller jusqu'au véritable spasme glottique.

Dans cette catégorie de réflexes d'origine nasale rentre également une série de bronchites spasmodiques et d'asthmes que le traitement du nez guérit parfois momentanément et améliore presque toujours. C'est dans ces cas que la destruction d'une arête du septum deviendra nécessaire pour obtenir le résultat cherché. A l'exemple de bien de nos confrères, nous pensons que l'on a un peu exagéré l'influence du traitement nasal sur les affections spasmodiques des voies aériennes; mais il n'en reste pas moins établi que rendre possible à ces malades la respiration par le nez est leur rendre un grand service, diminuer la fréquence et l'intensité de leur crise, *sans les guérir dans tous les cas*. Les exemples de ce genre ne nous manquent pas et, comme les faits parlent mieux que de longues théories, nous rapportons à la fin de ce travail quelques exemples frappants, pris parmi beaucoup d'autres, démontrant l'influence heureuse exercée par le traitement nasal sur la fréquence, la durée et l'intensité des troubles respiratoires spasmodiques.

Citons encore parmi les névroses réflexes attribuées à des lésions nasales (hypertrophies de la muqueuse, polypes, déviations) les éternuements spasmodiques, le vertige, l'épilepsie, le tic de la face, certains goîtres exophtalmiques (Hack, B. Fraenkel). Suivant le siège de la lésion, c'est du côté de

---

(¹) D'après J.-N. Mackenzie, la zone tussigène siégerait dans la partie postérieure des cavités inférieures et moyennes, tandis que pour MM. Baratoux et Hering ce serait sur la partie de la muqueuse qui recouvre la partie postérieure du septum. Nous pensons toutefois que l'existence de cette zone n'est pas encore suffisamment établie pour que l'on puisse affirmer qu'une lésion de la pituitaire siégeant à ce niveau soit réellement le point de départ de la toux dite *nasale*. L'expérience nous apprend, en effet, que bien des malades atteints de dégénérescence polypoïde de l'extrémité postérieure du ou des cornets inférieurs qui, dans ces cas, titillent constamment la zone soi-disant tussigène de la cloison, ne présentent pas ce symptôme. D'autres malades, au contraire, atteints de lésions occupant le segment antérieur des fosses nasales, présentent ce symptôme à un degré prononcé.

l'appareil lacrymal (canal nasal) que l'on observe les troubles dont se plaint le malade.

On voit, d'après ce rapide exposé, que les symptômes fonctionnels varient notablement suivant chaque sujet et peut-être aussi d'après la nature et le siège de la lésion. C'est donc à l'examen direct qu'il faudra s'adresser pour reconnaître l'existence du mal et les moyens qu'il conviendra de lui appliquer.

L'examen objectif se fait par la rhinoscopie antérieure et quelquefois par la rhinoscopie postérieure. Disons d'abord que, pour bien juger de l'état du squelette nasal, il est indispensable de cocaïniser la muqueuse pituitaire, non seulement dans le but de l'insensibiliser et rendre l'examen au stylet possible et indolore, mais surtout pour utiliser la propriété qu'a la cocaïne de rétracter la muqueuse nasale à son maximum et de la faire appliquer sur le squelette qu'elle moule alors très exactement. Seuls, les points hypertrophiés et dégénérés de la pituitaire ne répondent pas à l'action de ce topique, qui permet d'isoler et de voir nettement et les altérations de la membrane de Schneider et les déformations de la charpente du nez. Nous avons l'habitude de pratiquer une première cocaïnisation en pulvérisant dans les fosses nasales à examiner une solution de cocaïne au $\frac{1}{10}$; après une ou deux minutes, nous complétons l'action de cet anesthésique avec le porte-ouate garni en tamponnant tous les points de la muqueuse perceptibles à la vue. Une fois l'anesthésie obtenue, c'est à dire au bout de deux à trois minutes, l'on procède à l'examen de la fosse nasale.

Rappelant alors ce que nous avons dit plus haut sur les déformations du septum, nous conseillons de chercher d'abord, sur le cartilage quadrangulaire et particulièrement sur la partie inférieure, près du plancher du nez, les éperons ou saillies pouvant exister à ce niveau. Suivant les dimensions de la déviation et suivant son siège et sa forme, on apercevra une saillie rosée, ayant la couleur du reste de la pituitaire; la muqueuse est cependant beaucoup plus pâle, presque blanchâtre, lorsque les éperons sont très saillants et ont la forme acuminée. Il arrive même qu'elle est tellement mince et tendue à ce niveau que l'on aperçoit le cartilage aunâtre au travers. Suivant leur volume, ces néoplasmes obstruent plus ou moins la fosse nasale dans laquelle ils proéminent. Parfois ils refoulent légèrement la muqueuse du cornet inférieur ou moyen, tandis que d'autres fois ils creusent de véritables sillons à leur niveau, s'enfonçant dans leur tissu à la manière d'un coin. C'est souvent dans cette forme de *déviation plongeante* que l'on voit apparaître l'un des troubles réflexes dont nous avons parlé et parmi lesquels la migraine à forme névralgique semble occuper le premier rang comme fréquence.

A l'attouchement avec le stylet, il est facile de se convaincre de la dureté de la saillie, de la contourner pour se rendre un compte exact de sa forme, de sa longueur et de sa base d'insertion sur le septum cartilagineux ou osseux.

Il est toujours utile de compléter ses recherches par l'examen de la fosse nasale opposée, pour voir si à la déviation constatée correspond une dépression en rapport avec elle et, par conséquent, pour préjuger de l'épaississement de la partie déformée.

Dans quelques cas, il sera bon de compléter son diagnostic par la rhinoscopie postérieure, qui fournira des renseignements précis sur l'état de la partie postérieure du septum. L'on comprendra que nous ne nous étendions pas ici sur la manière de procéder dans ce cas, ces détails techniques trouveront mieux leur place dans les ouvrages consacrés à l'étude des maladies des fosses nasales ([1]).

Nous ne nous appesantirons pas sur le diagnostic des lésions qui font l'objet de cette étude. Seuls, les enchondromes ou les ostéomes, *au début,* pourraient en imposer pour une simple déviation; mais, outre leur siège habituel à la partie antérieure des fosses nasales, leur accroissement progressif ne permettrait pas une confusion de longue durée. Les tumeurs molles ou rénitentes : fibromes, sarcomes, épithéliomas présentent en général des caractères beaucoup trop nets pour mériter une mention spéciale.

Les gonflements de la muqueuse, les abcès se distingueront facilement par leur rénitence, leur fluctuation même et, dans

---

([1]) *Man. prat. des Mal. des fosses nasales et de la cavité naso-pharyngienne* du Dr E. J. Moure, p. 23.

tous les cas, par la symétrie habituelle de ces sortes de lésions qui occupent généralement les deux fosses nasales.

« Sous certaines influences dues à des troubles vaso-moteurs
» déterminés par un organe comme l'utérus, dit le Dr C. Miot(¹),
» on peut voir des épaississements de la cloison devenir plus
» considérables et prendre une couleur plus foncée par suite
» de la congestion de la muqueuse, tout le nez lui-même
» augmenter de volume, devenir rouge, tendu, luisant et
» donner au doigt une fausse sensation de fluctuation pouvant
» faire supposer l'existence d'un abcès, d'une tumeur maligne
» et embarrasser beaucoup le chirurgien. »

Mais la description même de cette altération passagère ne suffit-elle pas pour faire éviter l'erreur et ne pas permettre de confondre cette lésion inflammatoire presque aiguë avec une simple déformation du squelette?

Nous arrivons à la partie importante de notre travail, au traitement des déviations et crêtes de la cloison du nez.

Nous ne parlerons que pour mémoire du traitement médical qui est impuissant à donner le résultat cherché.

Lorsque la déviation est simple et relativement facile à corriger, l'on peut faire usage soit du redressement avec le doigt, préconisé par M. Michel, soit des différents appareils prothétiques imaginés par MM. Jurasz (d'Heidelberg) ou Delstanche (de Bruxelles). Ces appareils, dont la forme doit toujours s'adapter à chaque cas, ne peuvent cependant être réellement efficaces que chez les adolescents et dans les cas de simples incurvations ou de luxations récentes du fibro-cartilage. L'existence d'éperons ou crêtes acérées constitue presque une contre-indication à ces redressements souvent difficiles et toujours longs à obtenir, à cause de l'ulcération possible de la muqueuse due à la pression constante exercée par les valves de ces appareils prothétiques.

Dans la grande généralité des cas, c'est au traitement chirurgical qu'il faut donner la préférence, et les moyens employés varient presque avec chaque opérateur.

Si l'on veut simplement rendre facile la respiration par le

(¹) De l'obstruction des fosses nasales consécutive à l'hypertrophie de la lame quadrangulaire de la cloison. (Tirage à part de la *Rev. de Laryngol.*, p. 18.)

nez, l'on peut, à l'exemple de Blandin, faire communiquer
entre elles les deux cavités du nez, en enlevant une partie du
cartilage avec l'emporte-pièce; c'est là un procédé relativement
simple, mais somme toute assez douloureux et ne résolvant le
problème qu'à moitié, ou plutôt passant à côté de la question
sans essayer de la résoudre. Chassaignac, plus hardi, disséqua
la muqueuse pituitaire et enleva la partie déviée par tranches;
c'est en réalité le procédé mis en usage aujourd'hui, dans
lequel les instruments seuls ont variés.

Rupprecht (¹) imagina de sectionner la partie saillante avec
une sorte de perforateur analogue à celui des contrôleurs des
chemins de fer. La branche creuse est introduite sur la saillie
qu'elle englobe, pendant que l'autre branche est passée dans la
fosse nasale opposée; l'on ferme ensuite l'instrument en exer-
çant une forte pression et l'on supprime ainsi en une fois la
saillie prise dans l'emporte-pièce. C'est, en somme, le procédé
de Blandin avec un instrument de construction différente.

M. Berger résèque, sous le chloroforme, la partie saillante
avec l'aide de ciseaux à lame étroite et placé parallèlement à
l'axe du septum.

Petersen préconise et pratique la résection sous-périchon
drique. Il fait d'abord une incision verticale sur la convexité
anormale de la cloison; une seconde incision horizontale qui
suit d'arrière en avant le bord inférieur du cartilage du
septum; une troisième, de nouveau verticale, est pratiquée
sur la partie antérieure de la cloison. Toutes ces trois in-
cisions forment un lambeau à base supérieure. On détache
ensuite le périchondre à l'aide d'un releveur. Cela fait, on
sépare le bord inférieur du cartilage de la portion mem-
braneuse (sous-cloison).

Alors, sans quitter la narine rétrécie, on glisse le releveur
entre le cartilage et le périchondre du côté opposé de la
cloison et on détache ce périchondre sur une longueur suffisante. On sectionne d'abord en arrière, en avant et en haut, le
cartilage ainsi complètement dénudé de ses deux côtés. En
procédant ainsi, la narine correspondante à la concavité de la
cloison reste complètement indemne. Finalement, on suture

(¹) *Wien. med. Woch.*, 1868, p. 1,157 (cité par Rosenthal, *loc. cit.*, p. 72).

le lambeau muco-périchondrique aux angles. Le traitement ultérieur est simple. Il sera fait, comme dans les autres méthodes sanglantes, avec la gaze iodoformée ou tout autre pansement antiseptique.

D'autres (Heymann, Hartmann, etc.) font usage de gouges de formes et de grandeurs variées, à l'aide desquelles ils sculptent la partie saillante. Bosworth et avec lui la plupart des Américains font usage d'une petite scie très plate et très étroite qu'ils introduisent sous la portion déviée et ils scient très rapidement la partie saillante du septum. L'écoulement de sang est généralement assez abondant, quoique facile à arrêter. C'est une manière d'agir qui a également été mise en usage en France par MM. Chatellier et J. Baratoux.

Notre confrère De Roaldès (¹) (de la Nouvelle-Orléans) a fait usage d'un procédé qui nous semble mériter quelque attention. Se servant du drill des dentistes, ce praticien creuse dans l'épaisseur de la déviation une ou plusieurs galeries, assez rapprochées les unes des autres pour que les parois qui les séparent soient extrêmement minces ; souvent même deux ou plusieurs de ces galeries communiquent entre elles. Une fois que l'éperon est bien incisé, bien sapé par sa base, il suffit d'une ou deux applications galvaniques pour le faire s'effondrer et le réduire à néant. L'écoulement de sang est bien moins abondant que dans les autres procédés sanglants, car le pertuis fait à la muqueuse est à peine de la dimension d'une grosse aiguille ; la compression est en outre facile à appliquer, car le point d'où sort le sang est très limité et très facile à voir. Peu de temps après que notre confrère De Roaldès nous eut fait sa communication orale, M. Bronner (²) publiait un article sur ce même sujet, recommandant lui aussi le foret dentaire dans le traitement des déviations du septum. C'est une méthode qui mérite d'être prise en considération et qui nous semble applicable à certaines déviations ou tumeurs osseuses éburnées, contre lesquelles le procédé que nous décrirons plus loin aurait pu être inefficace ou impossible à appliquer, à cause de la dureté de la portion à réséquer.

(¹) Communication orale au Dʳ E. J. Moure en 1890.
(²) *Journ. of Laryngol. and. Rhinol.*, juillet 1890.

Ce forage avec le drill a également été employé et préconisé
en France par M. Astier, qui en a, encore tout récemment
(mai 1892), fait l'objet d'une communication à la Société française de Laryngologie et d'Otologie.

Enfin, une autre méthode de traitement, un peu analogue à
la précédente, consiste à détruire les parties saillantes du
septum avec le couteau ou la pointe galvanique. C'est un
procédé surtout utile pour faire disparaître les petites arêtes
cartilagineuses de la cloison antérieure et qui peut aussi
trouver quelques autres indications.

Les méthodes sanglantes que nous venons de décrire sont
évidemment rapides; mais, outre que l'écoulement de sang
effraie souvent les malades et gêne l'opérateur en masquant le
champ opératoire, ils impliquent un traitement consécutif
assez long et parfois assez douloureux, si l'on veut éviter les
adhérences qui tendent parfois à se produire entre la partie
sectionnée et la muqueuse qui recouvre le cornet inférieur.
En résumé, la résection de la cloison ainsi pratiquée constitue
pour le malade une véritable opération bien faite pour le faire
hésiter, malgré la cocaïnisation de la muqueuse et l'anesthésie
qui en résulte et, sauf les cas où la saillie est très exubérante,
très acérée et de petit calibre, par conséquent facile à sectionner rapidement, sauf ces cas-là, nous considérons que
c'est travailler beaucoup, et quelquefois mal, pour obtenir
un résultat bien minime. Aussi, malgré tous les succès attri-
bués à cette méthode presque universellement employée, nous
ne saurions partager l'enthousiasme de nos confrères et particulièrement de nos collègues américains à cet égard. Malgré
tous les perfectionnements apportés par eux à l'outillage, à la
rapidité opératoire et à la sécurité offerte au malade, nous
considérons encore la méthode sanglante comme défectueuse
et trop effrayante pour la grande généralité des malades.
Trouver un moyen d'agir sans douleur, et surtout sans écoulement de sang, constitue pour nos patients un progrès considérable qui les décide toujours à se débarrasser de difformités
ou de saillies avec lesquelles ils ont souvent vécu pendant des
années plus ou moins longues.

Ce procédé, préconisé en France et mis en usage par le
Dr C. Miot, a été simultanément employé par M. le Dr Garel

(de Lyon) et par nous-même depuis déjà plusieurs années. Depuis nos communications aux Congrès de Limoges (Bergonié) et de Berlin (Moure), d'autres opérateurs ont apporté le résultat de leur expérience et leur contingent d'observations favorables à la manière d'opérer que nous allons décrire. Ainsi que nous l'avons dit dans nos communications ou nos publications antérieures, les résultats obtenus ont été tellement encourageants que nous n'hésitons pas à en faire le procédé de choix dans le traitement des déviations (avec ou sans épaississement) et des saillies *cartilagineuses ou osseuses* de la cloison du nez. Cette méthode, c'est l'*électrolyse;* par elle on agit aussi énergiquement ou aussi faiblement qu'on le désire et, grâce à la cocaïne, l'opération se fait presque d'elle-même, à peu près sans douleur; enfin point capital, pour le malade, la cloison se détruit sans écoulement de sang ou du moins c'est à peine si quelques gouttes de ce liquide viennent tacher son mouchoir, lorsque l'électrolyse est terminée. Depuis déjà plus de deux ans que nous employons cette méthode, nous avons réséqué un grand nombre de cloisons vicieuses et toujours le résultat obtenu a été celui que nous cherchions.

Dans les cas graves avec déviations et exostoses volumineuses ou au début, avant que le *modus faciendi,* l'intensité électrique et sa durée eussent été bien établis, plusieurs séances ont été nécessaires; mais toujours les malades subissaient les deuxième ou troisième séances avec plus de facilité que la première, sachant très bien que l'opération n'était pas douloureuse.

C. Miot ([1]) appliqua le premier l'électrolyse au traitement des déviations de la cloison. Dans son Mémoire lu à la Société française d'Otologie et de Laryngologie *(session d'avril 1888),* il passe en revue les différents modes de traitement pour s'arrêter en dernier lieu à celui par la *galvanocaustique chimique,* autrement dit *électrolyse,* pour adopter un mot qui a prévalu.

Le procédé de Miot mérite qu'on s'y arrête, d'abord à cause de sa priorité qui ne peut, pensons-nous, être contestée; en

---

([1]) C. MIOT. — De l'obstruction des fosses nasales consécutive à l'hypertrophie de la lame quadrangulaire de la cloison. (*Rev. de Laryngol., Rhinol. et Otol*, mai 1888, et O. Doin, édit., Paris.)

second lieu, pour mieux faire juger des modifications qui lui ont été apportées par les différents auteurs.

Miot se servait d'un spéculum nasi en substance isolante muni de parties métalliques, faisant office de pinces destinées à maintenir les aiguilles lorsqu'elles ont été fichées dans les tissus. On trouve peu de renseignements sur la batterie utilisée, à part quelques idées erronées sur la tension des piles qui ne sont plus aujourd'hui acceptables. Le choix des pôles est guidé par les considérations suivantes : le pôle positif donnant, d'après les recherches de Tripier, une eschare dure et sèche et déterminant la formation d'une cicatrice rétractile est laissé de côté, excepté dans les cas où l'on craint d'avoir une hémorragie de quelque importance. C'est le pôle négatif qui est le plus souvent employé « parce qu'il donne une cicatrice molle, non rétractile, et agit en outre avec plus d'énergie pour produire la dénutrition des tissus ».

Miot s'est servi des deux méthodes, monopolaire et bipolaire. Dans la méthode monopolaire, une large plaque indifférente porte quelquefois le second pôle; mais, d'autres fois, ce pôle est placé sur une « tige métallique entourée d'une couche suffisante de terre glaise ou de gélatine ayant la forme d'une masse allongée, un peu aplatie, que l'on assujettit dans la *fosse nasale opposée* à celle dans laquelle on opère ». Nous verrons plus loin quels sont les inconvénients de cette dernière manière d'opérer et les raisons théoriques et cliniques qui doivent la faire absolument rejeter.

Comme électrodes actives, Miot s'est servi de lames et d'aiguilles métalliques; les premières destinées à être simplement appliquées contre les tissus à détruire; les secondes à y être enfoncées. Les aiguilles de Miot sont en acier ou en platine; elles sont coudées sous un angle de 140° environ, elles sont tenues à la main ou assujetties au spéculum. Les aiguilles en acier sont trempées, excepté au niveau de l'angle et des parties voisines, afin qu'on puisse modifier leur courbure à volonté. Toutes sont recouvertes d'un enduit isolant, si ce n'est sur une longueur de deux ou trois centimètres environ à leur extrémité piquante.

La durée et l'intensité du courant sont variables dans les observations publiées par Miot, et il doit en être ainsi pour proportionner la puissance de l'agent destructeur à l'obstacle à détruire. Cependant, les durées moyennes oscillent autour de dix minutes et les intensités utilisées entre douze et vingt-six milliampères.

L'auteur recommande de faire plusieurs séances d'électrolyse, bien qu'on puisse obtenir le résultat cherché en une séance, car « on court le risque de produire la destruction de la lame cartilagineuse de la cloison ». Cette recommandation est juste et prudente avec la méthode monopolaire; mais nous verrons qu'avec la méthode bipolaire elle perd beaucoup de sa valeur. Dans ce cas, au contraire, la destruction totale de l'obstacle en une seule séance est la règle.

On voit, par cette analyse étendue, combien le Mémoire de Miot est important. Aussi ne saurait-on trop reporter sur son auteur le mérite d'avoir utilisé le premier l'électrolyse dans ce chapitre de la thérapeutique nasale. Son emploi s'y généralise de plus en plus et le temps n'est pas éloigné où, mieux connu, il remplacera tous les autres procédés sanglants utilisés précédemment.

Les travaux qui ont suivi le premier Mémoire de M. Miot sont assez nombreux et montrent l'importance du procédé qui venait d'être imaginé. M. Garel [1] (de Lyon) fait une communication au Congrès de Laryngologie et d'Otologie, en 1889, dans laquelle, après avoir apprécié très favorablement la méthode, il indique les résultats qu'il en a obtenus et les modifications qu'il y a introduites. Ce sont, d'une part, 30 succès complets sur 30 opérés. Dans 2 de ces cas, le but a été dépassé et une perforation de la cloison s'est produite, du reste, sans aucun inconvénient. D'autre part, M. Garel s'est servi de la méthode monopolaire négative comme Miot; mais, au lieu d'introduire une seule aiguille, il en a introduit jusqu'à trois dans la cloison à détruire, les trois étant reliées en quantité. L'électrode positive, recouverte de peau de chamois ou de gélosine, était placée sur l'avant-bras. Les intensités utilisées n'ont pas dépassé quinze à seize milliampères, avec une durée de quinze minutes.

---

[1] GAREL. — *Comptes rendus et Mémoires du Congrès international d'Otologie et de Laryngologie,* publiés par le Dr A. Cartaz, 1889.

Viennent ensuite, par ordre de date, nos communications au Congrès pour l'avancement des Sciences (Bergonié [1], 8 août 1890) et au Congrès de Berlin (Moure) [2] dans lesquelles le manuel opératoire et les résultats que nous avions obtenus dans une pratique déjà longue sont succinctement exposés. Vers la fin de la même année, paraît la thèse de M. L. Thilly [3], où sont exposés en détail le procédé utilisé par M. Garel et quelques résultats obtenus depuis la première communication de cet auteur. Enfin, dans un article étendu paru dans le *Bulletin médical* du 28 décembre 1890 [4], nous signalons divers perfectionnements que nous avions apportés à notre manuel opératoire et notre préférence de plus en plus marquée pour la méthode bipolaire. A signaler encore, pour être complets, un travail paru récemment de M. Ricardo Botey [5], qui n'ajoute rien de neuf à la question.

M. le Dr Bédard (de Toulouse), élève de l'un de nous (Bergonié), a publié, sur un sujet très voisin [6] de celui que nous traitons, une observation intéressante par son antériorité (juin 1890). M. Bédard s'est servi de la méthode qu'il avait souvent vu employer dans la clinique électrothérapique de Bordeaux, en y joignant un procédé de technique intéressant.

Après les travaux que nous venons de signaler, dans lesquels tous les auteurs considèrent le traitement par l'électrolyse des déviations et épaississements de la cloison du nez comme le procédé de choix, il nous paraît inutile d'insister davantage sur les raisons qui nous l'ont toujours fait adopter. Les points qui restent à élucider sont ceux, au contraire, sur lesquels les divers auteurs sont en désaccord et même quelquefois paraissent en contradiction. Ce sont ceux auxquels nous nous attacherons par la suite.

Les plus importants qui se présentent d'abord sont de

---

[1] BERGONIÉ. — *Congrès de Limoges pour l'avancement des Sciences,* 1re partie, p. 235.

[2] MOURE. — Congrès de Berlin.

[3] THILLY. — *Loc. cit.*

[4] BERGONIÉ et MOURE. — Des déviations et crêtes de la cloison du nez et de leur traitement. (*Bull. méd.,* 28 décembre.)

[5] RICARDO BOTEY. — La Electrolisis en las desviaciones y espesamientos del tabique nasal. (Tema-conferencia desarollado en la Acad. med.-farmac., 1891.)

[6] BÉDARD. — Hypertrophie du cornet inférieur; destruction par l'électrolyse. (*Ann. de la Policlin. de Toulouse,* juin 1890.)

savoir : 1° laquelle des deux méthodes vaut le mieux de la méthode monopolaire ou de la méthode bipolaire; 2° dans l'un ou l'autre cas, vaut-il mieux se servir de plusieurs aiguilles réunies en quantité ou d'une seule; 3° dans le cas de la méthode monopolaire, où doit être appliquée de préférence l'électrode indifférente et de quel pôle actif doit-on se servir? Ce sont là autant de points sur lesquels les auteurs ne s'entendent point.

M. Miot s'est servi tantôt de la méthode monopolaire, tantôt de la méthode bipolaire, avons-nous dit; cependant cet auteur montre une préférence marquée pour la méthode monopolaire, avec l'électrode indifférente ordinaire ou bien une électrode particulière remplissant la fosse nasale opposée à celle par laquelle on opère. M. Garel s'est toujours servi de la méthode monopolaire avec aiguille unique ou plus souvent aiguilles multiples reliées en quantité au pôle négatif. Nous-mêmes nous servons aujourd'hui toujours de la méthode bipolaire avec une seule aiguille pour chaque pôle et, depuis que nous avons adopté cette méthode, la sûreté de l'opération est plus grande. Le malade éprouve beaucoup moins de douleur, les perforations de la cloison ne se sont plus produites et le résultat a été, sauf dans des cas très rares et tout à fait exceptionnels, obtenu dans une seule séance.

Ces résultats cliniques, confirmés par le grand nombre des cas observés, peuvent paraitre suffisants pour faire adopter d'une manière définitive la méthode bipolaire; cependant, il nous semble que les considérations suivantes, tirées des lois physiques de la propagation du courant électrique, jettent un jour tout nouveau sur les résultats et démontrent combien est rationnelle l'adoption de la méthode que nous préconisons.

Lorsqu'il s'agit de détruire une déviation de la cloison avec épaississement, ce qui est presque toujours le cas, l'idéal à réaliser est de détacher l'épaississement au moyen d'une section parallèle au plan de la cloison nasale. C'est ce qu'ont toujours cherché à faire les divers auteurs dont les procédés chirurgicaux sont exposés plus haut avec détail, c'est aussi l'action que doit produire le courant et l'on peut la désigner sous le nom de *section électrolytique*. Le but étant ainsi nettement défini, examinons quelles sont les données que nous fournissent les lois de la physique pour le réaliser.

Lorsqu'un courant électrique, au lieu de se propager dans un conducteur linéaire, se propage dans un conducteur à deux ou trois dimensions, il s'étale dans la masse de ce conducteur en formant des *lignes de flux* ou d'écoulement. Ces lignes de flux, que l'on a nommées à tort en électrothérapie *courants dérivés,* que les auteurs allemands nomment *Stromfäden,* vont du point d'entrée du courant dans le conducteur, considéré à son point de sortie, d'une électrode à l'autre. A ce système de

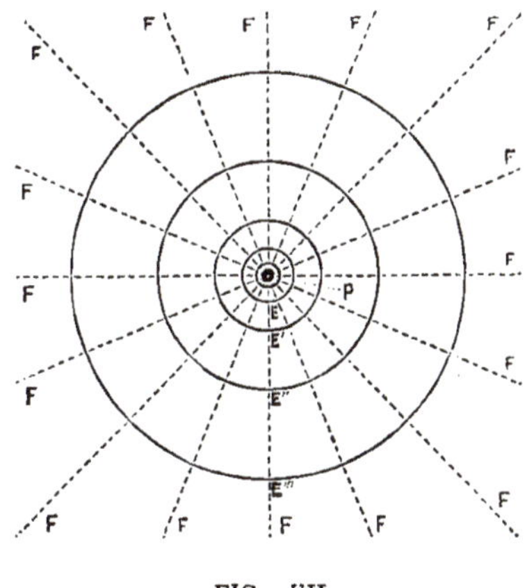

FIG. VII

LIGNES DE FLUX ET ÉQUIPOTENTIELLES POUR UN SEUL PÔLE EN *P.*

F F F Lignes de flux ou d'écoulement. — *E E' E" E'''* Lignes équipotentielles.

lignes, on en joint habituellement un autre dans lequel tous les points à un même potentiel électrique sont réunis par une même ligne pour un conducteur à deux dimensions, ou une même surface pour un conducteur à trois dimensions. Ces lignes ou surfaces sont dites *équipotentielles.* Ces deux systèmes de lignes, qui se coupent à angle droit ou *orthogonales,* donnent dans chaque cas une idée exacte de l'énergie électrique absorbée en chaque point du conducteur considéré et peuvent servir à mesurer la grandeur des effets qui y sont produits, en tenant compte du temps.

La figure VII représente les deux systèmes de lignes de flux et équipotentielles lorsque le courant arrive par un pôle punctiforme P, sur une surface conductrice, en supposant que l'autre électrode est placée très loin. C'est, aussi exactement que possible, le cas qui se présente dans une électrolyse monopolaire avec large plaque indifférente placée en un point du corps éloigné de celui où s'effectue l'électrolyse. Dans ce cas, les lignes de flux sont des droites dirigées radialement et également espacées, si l'on suppose le conducteur homo-résistant. Les lignes équipotentielles sont des circonférences ayant pour centre le point P. Si l'on prend sur les circonférences $E\ E'\ E''\ E'''$ un arc de même longueur, le nombre des lignes de flux qui le rencontreront ira en diminuant à mesure qu'on s'éloignera du point P; en un mot, la *densité du courant* à son niveau sera d'autant plus grande que l'arc considéré sera plus près de P. Or, la densité étant par définition la quantité d'électricité qui traverse l'unité de surface dans l'unité de temps et les phénomènes électrolytiques, tant immédiats que consécutifs, étant eux-mêmes proportionnels à cette quantité d'électricité, il en résulte que l'effet maximum sera produit au niveau de la circonférence E. L'effet ira décroissant sur les circonférences $E'\ E''\ E'''$. C'est ce que l'observation clinique confirme dans tous les cas où l'électrolyse monopolaire punctiforme est utilisée, en particulier dans le cas présent. On voit, pendant la durée du passage du courant, surtout au pôle négatif, une zone grisâtre se former concentriquement à l'aiguille qui amène le courant et augmenter de diamètre avec le temps.

Mais cette destruction électrolytique ayant la forme régulièrement circulaire que nous venons d'expliquer est précisément celle qui convient le moins au but à atteindre. Il existe certainement des épaississements de la cloison qui ont, par rapport à leur hauteur, une proéminence considérable. Leur base d'implantation est étroite et on pourrait presque les dire pédiculés. Pour ces épaississements, la méthode monopolaire pourrait peut-être convenir; mais ce sont là des cas très rares et nous n'avons pu en figurer aucun.

Pour tous les autres cas, cette méthode ne présente que des désavantages. Supposons, en effet, qu'il s'agisse d'un épaississement avec déviation, comme celui représenté figure VIII, qui est un cas clinique ordinaire. L'action du courant s'étendant circulairement autour de l'aiguille implantée au centre, il sera prudent de l'arrêter avant que la zone grisâtre n'arrive trop près de la cloison *1'*, sous peine d'amener une perforation de celle-ci. Mais alors une faible hauteur du tissu à détruire aura été intéressée et il sera nécessaire de recommencer la même opération dans une ou plusieurs autres séances, en prenant un point d'implantation plus élevé pour le pôle actif.

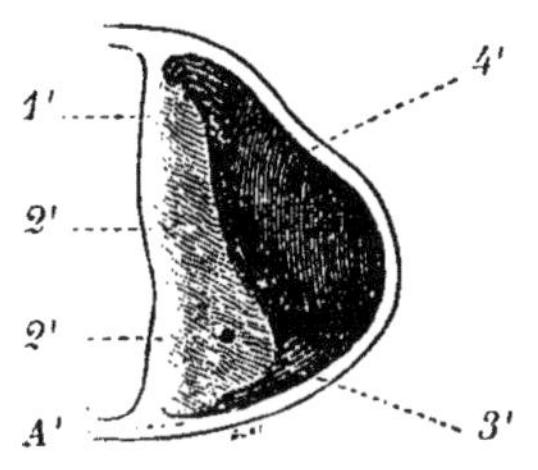

A' Sous-cloison.

1' Cloison du nez.

2' Éperon de la cloison avec points d'implantation de l'aiguille unique.

3' Méat inférieur.

4' Cornet inférieur.

FIG. VIII.

EXEMPLE D'UNE CLOISON POUVANT ÊTRE ÉLECTROLYSÉE PAR LA MÉTHODE MONOPOLAIRE

Ces considérations expliquent le grand nombre de perforations de la cloison que tous les auteurs qui se sont servis de la méthode monopolaire avouent plus ou moins. Nous-mêmes avons été souvent surpris par ce résultat inattendu d'une électrolyse monopolaire avec une intensité et une durée de courant très modérées par rapport à la déviation à détruire. Elles expliquent encore comment, avec cette méthode, deux, trois opérations électrolytiques sont nécessaires dans des cas de déviations même peu étendues. Le cas de Mme X..., rapporté plus loin, est intéressant à ce titre.

L'examen des lignes de flux et des lignes équipotentielles est encore intéressant, parce qu'il permet d'expliquer les sensations douloureuses de toutes sortes, la salivation exagérée, les phosphènes, le goût métallique, etc., tous phénomènes fréquents et intenses avec la méthode monopolaire, très rares et presque insensibles dans la méthode bipolaire. On comprend, en effet, que cette propagation divergente du flux puisse atteindre très facilement les nerfs sensitifs ou glandulaires voisins et même assez éloignés. Qu'une variation se produise dans le courant, une excitation en résultera, amenant les divers phénomènes pénibles que nous venons de rapporter. Cette irradiation du flux avec de fortes intensités de vingt-cinq à trente milliampères peut même aller plus loin, atteindre la base du cerveau et provoquer des céphalalgies et des douleurs de tête qui ne sont pas extrêmement rares dans nos observations. M. Miot les a également observées pendant plusieurs jours après la séance; il en est de même de M. Garel. Les observations suivantes prouvent les faits que nous venons d'avancer.

OBSERVATION I.

Éperon de la cloison cartilagineuse (côté droit) — Résection par l'électrolyse monopolaire (¹).

F... (R.), vingt-six ans, éprouve depuis quelques années des symptômes assez accentués d'obstruction nasale : enchifrènement, respiration par le nez souvent difficile, voix parfois nasonnée, lourdeur et congestion de la tête; à cela viennent s'ajouter de fréquents rhumes de cerveau sans catarrhe abondant et, comme conséquence, une diminution considérable de l'odorat. Ces symptômes s'accroissent dans toutes les circonstances qui favorisent la congestion céphalique : décubitus, température élevée, saison chaude, changement de temps, temps orageux, travail intellectuel, émotions morales.

F... (R.) nous raconte que l'été dernier il ressentait ces phénomènes principalement dans les premières heures qui précédaient un orage, puis il voyait s'écouler de son nez, durant un quart d'heure, une quantité de sérosité claire, aqueuse, assez abondante pour mouiller un mouchoir; après quoi survenait un soulagement complet. Cette particularité ne s'est pas reproduite depuis six mois; mais les signes de congestion durent toujours.

A ces premiers phénomènes viennent s'ajouter, surtout pendant les périodes d'un travail soutenu, des symptômes très caractérisés d'asthme nasal se traduisant par de l'oppression, des bâillements fréquents, de la sueur; ce malaise dure une demi-heure environ, puis fait place à un abattement considérable. A cette dépression physique succède une sorte de surexcitation intellectuelle que F... (R.) recherche même et met à profit à l'époque des examens.

A l'examen rhinoscopique, M. Moure trouve des signes de coryza chronique : rougeur de la pituitaire et tuméfaction des cornets inférieurs, surtout du gauche. La fosse nasale droite *(fig. A)* est presque complètement obstruée par un épaississement de la cloison ayant la forme d'un

---

(¹) Observation publiée par M. Peyrissac dans la *Rev. de Laryng.*, etc., nº 9, 1891.

éperon dont la pointe et la face supérieure viennent presque s'appliquer contre le cornet inférieur; l'air ne trouvant qu'un étroit passage triangulaire le long du plancher du nez et une fente étroite à la partie supérieure, au niveau du cornet moyen.

M. Moure propose l'opération par l'électrolyse de l'épaississement de la cloison, espérant voir s'atténuer par la suite tous les phénomènes congestifs et nerveux. Opération qui est acceptée et que M. Moure nous laisse pratiquer, le 20 juillet 1889, dans le service d'électrothérapie du professeur Bergonié. Nous rappellerons en peu de mots le procédé opératoire pour insister davantage sur l'application du courant et sur ses effets physiologiques.

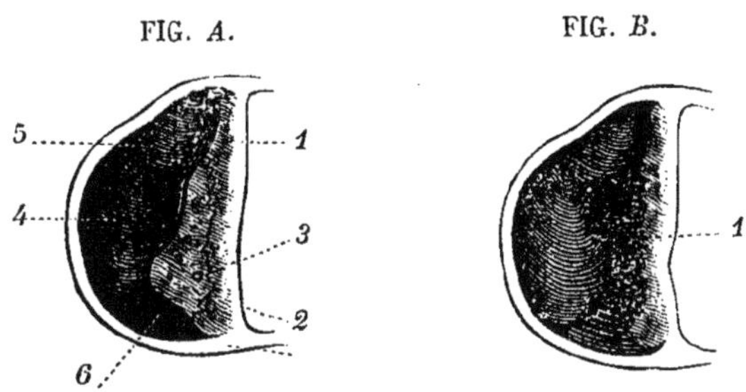

ASPECT D'UN ÉPERON DE LA CLOISON, CÔTÉ DROIT DE LA NARINE, VU DE FACE AVANT *(fig. A)* ET APRÈS L'ÉLECTROLYSE *(fig. B)*

Fig. A. — *1.* Cloison du nez. — *2.* Partie saillante de la déviation.— *3.* Point sur lequel a été placé l'aiguille d'acier. — *4.* Cornet inférieur. — *5.* Cornet moyen. — *6.* Méat inférieur.

Fig. B. — Mêmes parties vues après la chute de l'eschare.

Anesthésie de la muqueuse de la cloison avec une solution de cocaïne au $\frac{1}{10}$. Presque aussitôt douleur sourde des deux incisives supérieures médianes, semblable à la gêne que produirait l'écartement de deux dents à l'aide d'un fragment de caoutchouc.

Trois ou quatre minutes après, implantation d'une aiguille d'acier dans le milieu de l'épaississement, suivant une profondeur d'un centimètre environ. Ce premier temps de l'opération détermine non pas une douleur, mais une sensation particulière légèrement métallique et salée au fond de la gorge.

La portion libre de l'aiguille est soigneusement isolée à l'aide d'un mince drain de caoutchouc; à sa tête est fixée une légère borne métallique, destinée à recevoir l'électrode positive. L'électrode négative est en communication avec une plaque appliquée sous la nuque du patient. Dans le circuit est placé un galvanomètre.

11 heures. — On commence à faire passer très progressivement le courant.

11 h. 0' 30". — Sensation faible de tiraillement dans les tempes.

11 h. 2'. — Le courant est à 5 milliampères. Goût métallique très net, surtout à l'extrémité de la langue et au palais. Sensation de fraîcheur au bout de la langue. L'endolorissement des incisives devient plus aigu. Tension des tempes plus forte. Un peu de tiraillement dans le nez.

11 h. 4'. — Douze milliampères. Les deux incisives médianes sont devenues douloureuses. Tension vers les pommettes. Pas de phénomènes oculaires.

11 h. 6'. — Vingt milliampères. Tête lourde lorsqu'elle se meut. Une douleur lancinante au point d'implantation de l'aiguille. Salivation devient très abondante et d'un goût métallique très prononcé. La douleur de tête s'accroît.

11 h. 8'. — Le sujet ressent l'augmentation du courant. Les deux incisives et la canine droites sont douloureuses.

11 h. 10'. — Sensation d'écorchure dans le nez, principalement marquée vers le sillon naso-génien droit. Les deux petites molaires correspondantes deviennent douloureuses.

11 h. 11'. — Trente milliampères. Le patient n'a pas ressenti l'addition des derniers éléments. Il lui semble voir un peu de fumée dans la salle. Léger larmoiement à droite donnant lieu à un faible écoulement nasal du côté correspondant. Sensation de piqûre et de plaie au niveau de l'aiguille. Goût métallique et sensation de fraîcheur très prononcés au fond de la gorge. La sécrétion salivaire augmente et semble se produire uniquement à droite.

11 h. 14'. — Quarante milliampères. La gêne céphalique diminue; mais la tension augmente à la racine du nez. Un peu de sérosité sanguinolente s'en écoule.

11 h. 18'. — On commence à diminuer le courant. Chaque fois qu'on passe d'un élément à l'autre, un petit éclair traverse simultanément et horizontalement les deux yeux. Sensation de tension vers l'arcade sourcilière. Sécrétion de la narine correspondante. Diminution de la douleur des incisives.

11 h. 20'. — Trente milliampères. Sensation métallique au palais, localisée presque exclusivement à droite. Sensation granuleuse au voile palatin.

11 h. 22'. — Vingt milliampères. De faibles phosphènes continuent à se produire à chaque passage d'un élément à l'autre. La sensation de fumée disparaît. Douleur légère de l'os malaire gauche. Les douleurs nasales s'amendent.

11 h. 24'. — Dix milliampères. Mêmes phosphènes.

11 h. 25'. — Cessation du courant.

L'aiguille est enlevée et résiste assez à l'arrachement. Elle est attaquée sur une longueur de douze millimètres. A sa place, on voit une zone mortifiée de couleur gris sale, de quatre millimètres de diamètre environ.

La séance entière d'électrolyse a duré vingt-cinq minutes et l'intensité du courant, portée à quarante milliampères pendant quatre à cinq minutes, a été maintenue au-dessus de vingt milliampères pendant une quinzaine de minutes.

Nous faisons un pansement à la ouate salicylée et prescrivons des irrigations d'eau boriquée matin et soir.

Durant toute la journée de l'opération, les douleurs des deux incisives médianes supérieures ont persisté.

Huit jours après, les douleurs dentaires, loin de cesser, s'étaient manifestées dans les deux mâchoires, atteignant principalement les incisives et les canines, même les deux petites molaires du côté électrolysé et produisant un effet semblable aux douleurs dentaires provoquées par un refroidissement.

L'eschare en partie détachée *(fig. B)* a été éliminée quinze jours environ après l'opération ; le malade respire aujourd'hui très bien de ce côté et se trouve débarrassé des symptômes gênants dont il se plaignait avant le traitement.

OBSERVATION II.

Éperon de la cloison occupant la fosse nasale gauche
Électrolyse monopolaire — Guérison(1).

F..., interne à l'hôpital Saint-André, est atteint depuis longtemps d'un coryza chronique simple et, à part les troubles légers que lui cause cette affection, il éprouve habituellement, dans la fosse nasale gauche, une gêne de respiration qui, à chaque rhume de cerveau, se change en une obstruction complète. Le traitement ordinaire n'a presque pas modifié cet état de choses.

En examinant le malade, M. Moure constate que cette gêne est due à une déviation avec épaississement considérable de la cloison *(fig. A)*, qui ne laisse entre elle et le cornet inférieur hypertrophié qu'une mince fente oblique d'un millimètre à peine, incapable de laisser passer l'air. Celui-ci ne trouve accès que par un passage très restreint, limité en bas par le plancher des fosses nasales, en haut par le cornet inférieur et la déviation.

Le malade accepte l'opération par l'électrolyse, que nous pratiquons au service d'électrothérapie du Dr Bergonié, le 10 juillet 1889.

Après cocaïnisation préalable de la muqueuse de la cloison par un badigeonnage fait sur ses deux faces et interposition entre la déviation et le cornet inférieur d'une lame de gutta-percha, dans le but de les isoler, nous procédons, à l'aide du spéculum nasi et du miroir frontal, à l'implantation de l'aiguille. Celle-ci, après s'être enfoncée d'un centimètre environ, éprouve une résistance qu'il nous est impossible de franchir. Pas de douleur à l'entrée de l'aiguille. Le pôle positif, formé par une électrode à large surface, est placé dans le dos du malade.

11 h. 28'. — On commence à faire passer graduellement le courant. Au début, sensation d'amertume au gosier et de picotement au niveau de l'aiguille, puis goût salé un peu métallique qui va se caractérisant.

---

(1) Observation recueillie et rédigée par M. Poyrissac.

11 h. 29'. — Quinze milliampères. La sensation de piqûre à l'aiguille augmente avec le courant. Un petit éclair. Sensation de brûlure très vive au niveau de l'aiguille. La salivation commence à se produire. Sensation de resserrement au niveau de l'aiguille correspondant aux deux premières incisives gauches. Petits éclairs.

11 h. 31'. — Vingt-cinq milliampères. Goût métallique très prononcé.

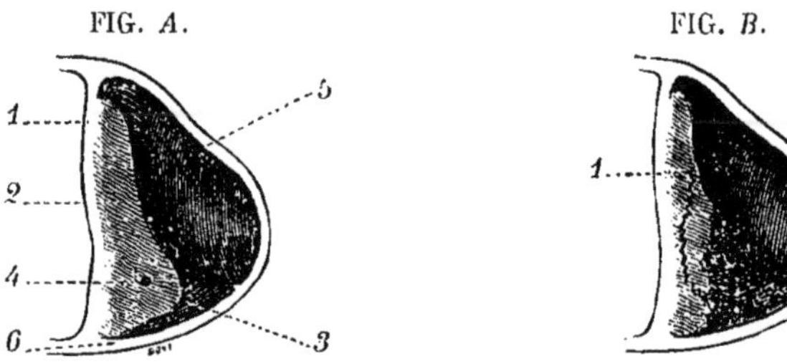

FIG. *A.*   FIG. *B.*

ASPECT D'UN ÉPERON DE LA CLOISON CARTILAGINEUSE FAISANT
SAILLIE DANS LA NARINE GAUCHE AVANT *(fig. A)* ET APRÈS LE TRAITEMENT
ÉLECTROLYTIQUE *(fig. B)* MONOPOLAIRE

Fig. A. — *1.* Cloison du nez. — *2. 3.* Portion saillante et éperon. — *4.* Point sur lequel a été placé l'aiguille d'acier. — *5.* Paroi de l'aile du nez écartée par le spéculum. — *6.* Sous-cloison.
Fig. B. — Aspect de la même narine pendant la chute de l'eschare. Le trait noir *1* indique la partie qui s'est finalement détachée.

11 h. 32'. — Trente-deux milliampères. Sensation d'enfoncement des incisives dans les alvéoles. Chaleur dans tout le côté gauche de la tête. Sentiment très marqué d'augmentation de courant. Toujours un petit éclair au passage d'un élément à l'autre. Le goût métallique s'accroît légèrement avec la salivation.

11 h. 35'. — On s'arrête à quarante milliampères. Quelques bouffées de chaleur. Un peu de larmoiement. Enfoncement des incisives dans les alvéoles. Aucune fausse sensation ni de l'odorat ni de l'ouïe.

11 h. 37'. — Diminution des phénomènes douloureux. Persistance de la saveur métallique. Diminution de la sensation de chaleur à la joue gauche. Arrêt de la salivation. Dans la région fronto-pariétale, sensation de gêne semblable à la compression produite par un chapeau trop étroit. Légères contractions fibrillaires des paupières gauches. Sensation de chaleur au niveau de la plaque dorsale.

11 h. 43'. — On commence à diminuer progressivement le courant. La saveur métallique s'affaiblit considérablement. Cependant, le galvanomètre marque encore trente-huit milliampères. Toute sensation pénible au niveau de l'aiguille disparaît. Quelques phosphènes. A la suppression de chacun des éléments de la pile correspond un petit éclair. Plus de douleurs dentaires ou céphaliques.

11 h. 45'. — Dix-huit milliampères. Toujours des phosphènes.

11 h. 46'. — Trois milliampères. Goût métallique très faible. Sensation de contusion dans les incisives gauches.

11 h. 47'. — Cessation du courant.

L'enlèvement de l'aiguille exige une certaine traction. Elle est attaquée sur une longueur d'environ onze millimètres. Son arrachement est suivi d'une petite hémorragie qui cède à de simples lotions d'eau fraîche.

Autour de l'orifice laissé par l'aiguille apparaît une zone circulaire, de quatre à cinq millimètres de diamètre environ, affaissée en forme de cupule, d'un gris verdâtre sale. La muqueuse de la déviation est rouge et tuméfiée.

On voit que la durée totale de l'électrolyse a été de dix-neuf minutes. Le courant a été maintenu au-dessus de vingt milliampères pendant quinze minutes environ et à quarante milliampères durant huit minutes.

Traitement consécutif : pansement à la ouate salicylée et irrigations boriquées deux fois par jour.

L'opéré a ressenti durant toute la journée une légère douleur continue dans les incisives gauches.

Une semaine après (19 juillet), on constate un affaissement notable de toute la partie supérieure de l'éperon *(fig. B)*. La fente étroite qui séparait le cornet inférieur de la déviation se trouve par conséquent sensiblement agrandie. Par suite, la respiration nasale est plus libre de ce côté.

Étudions maintenant le cas où les deux pôles sont placés sur le conducteur à deux ou trois dimensions (1).

Ce cas est représenté dans la figure IX. Les lignes de flux y sont tracées en traits pointillés et les lignes équipotentielles en traits pleins. On remarque tout d'abord la concentration de ces lignes de flux au voisinage de la ligne droite qui joint les deux pôles et qui est elle-même une de ces lignes. Elles sont de plus en plus tendues et nombreuses pour une même longueur prise sur une ligne équipotentielle, à mesure que l'on se rapproche de cette droite de jonction des pôles. La densité du courant, si l'on s'en rapporte à la définition donnée plus haut,

---

(1) Ces cas et un grand nombre d'autres semblables ont été étudiés et figurés au moyen d'une méthode nouvelle par mon collègue d'agrégation et ami M. le D\u02b3 A. Guébhard dans deux intéressants Mémoires originaux parus l'un dans le *Journal de Physique* (2ᵉ série, t. I, p. 205, 1882), l'autre dans le journal *l'Électricien* de la même année et intitulés : « Méthode électro-chimique pour la figuration des lignes équipotentielles ». Voir aussi, du même auteur, les Notes parues dans les *Comptes rendus de l'Acad. des Sc.* (26 avril et 10 mai 1880). C'est à l'obligeance de M. Guébhard que e dois les trois figures suivantes.   Bergonié.

sera maxima au niveau du *tube de flux* (¹) qui aurait pour axe cette même droite et de plus, chose importante, cette densité ne variera que très peu le long de ce tube. Aussi est-ce là que les phénomènes divers dont le conducteur peut être le siège s'accompliront avec leur intensité maxima, puisque c'est là que s'écoulera la plus grande quantité d'électricité.

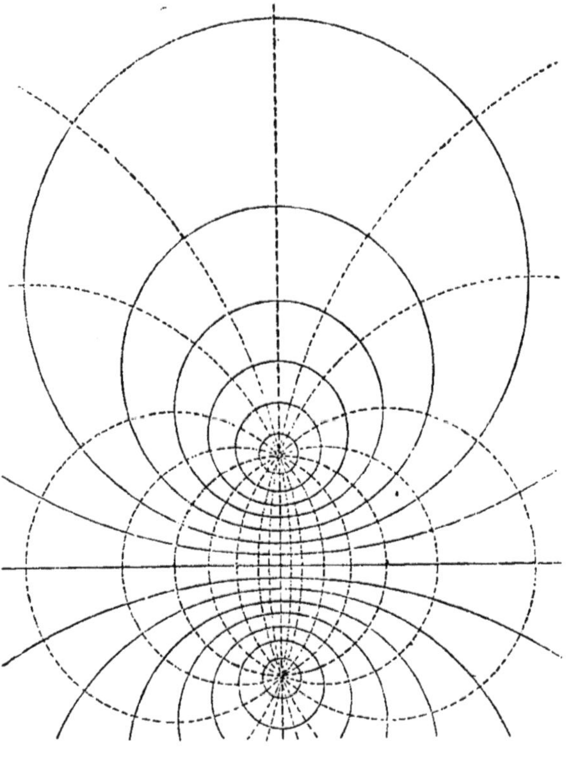

FIG. IX.

LIGNES DE FLUX ET ÉQUIPOTENTIELLES POUR DEUX PÔLES ÉGAUX
ET DE NOMS CONTRAIRES

Lignes de flux en pointillé. — Lignes équipotentielles en traits pleins.

Ces considérations, basées sur la figure IX, représentant le cas simple, où le conducteur est plan, peuvent être étendues

(¹) Les lignes de flux qui passent par le contour d'un élément pris sur une surface équipotentielle forment une espèce de canal, normal en chaque point aux surfaces équipotentielles qu'il rencontre et que l'on appelle *tube de flux*.

au cas particulier qui nous occupe, lorsque l'on se sert, dans
l'électrolyse de la cloison du nez, de deux aiguilles implantées
parallèlement dans le tissu à détruire et que l'on réunit ces
deux aiguilles aux deux pôles de la pile; en un mot, lorsque
l'on utilise la méthode bipolaire. La section électrolytique
passera donc par les deux points d'implantation des aiguilles,
puisque c'est suivant cette direction que les phénomènes
électrolytiques ont le plus d'intensité. Comme on peut le voir
sur la figure, la densité du courant diminue très vite au delà
de ces points et elle devient rapidement inefficace à une
distance assez faible. Il en est de même de part et d'autre de
la droite de jonction : les lignes de flux qui s'en écartent
sensiblement sont de plus en plus espacées et leur action
électrolytique est négligeable.

Les données cliniques sont entièrement d'accord avec ces
considérations et il n'en peut être autrement. Dans les cas
d'électrolyses bipolaires, que nous avons pratiquées en grand
nombre, la section électrolytique a été très nettement linéaire,
étendue d'une aiguille à l'autre et sans lésions des tissus
voisins. Les perforations involontaires de la cloison nasale
sont pour ainsi dire devenues fort difficiles et le travail électrolytique efficace est plus grand avec une moindre intensité.
Du côté des phénomènes pénibles accusés par le malade et
résultant du passage du courant, il y a surtout une notable
différence entre la méthode bipolaire et la méthode monopolaire. Les lignes de flux étant toutes concentrées sur le tissu à
détruire, s'irradient fort peu en dehors de lui; c'est ainsi
qu'on n'observe plus aucune douleur au niveau des dents
incisives, aucune salivation, pas de phosphènes, etc. Les
malades n'accusent dans leur nez qu'une sensation de con-
striction et d'arrachement très facilement supportable, de
l'aveu de tous. Nous n'avons jamais observé, dans les cas
d'électrolyse bipolaire, la sensation de pesanteur et la cépha-
lalgie dont il a été question plus haut.

Nous ajouterons que la distribution des lignes de flux est
facile à prévoir dans le cas où l'un des pôles, sous forme
d'aiguille, est placé dans la déviation et l'autre, sous forme
d'une tige métallique de petite surface, dans la narine opposée,
suivant la méthode employée au début par M. Miot. Dans ce

cas, les lignes partent de l'aiguille, traversent la cloison et vont aboutir à l'autre électrode sans que leur divergence puisse être bien considérable. La densité du courant est donc suffisante au niveau de· la traversée de la cloison pour que celle-ci soit fortement électrolysée, même avec de faibles intensités. Ces considérations théoriques permettent donc de penser que la perforation de la cloison serait la règle avec un tel procédé. Il paraît d'ailleurs avoir été promptement abandonné par M. Miot et personne après lui ne l'a plus utilisé.

La conclusion est facile à tirer de cette comparaison entre la méthode monopolaire et la méthode bipolaire. Dans tous les cas, les données que nous possédons sur la distribution du courant et l'observation clinique sont d'accord pour désigner la méthode bipolaire comme la méthode de choix.

Mais il n'y a pas que ces deux modes possibles de destruction par l'électrolyse d'un fragment de tissu vivant. Dans le cas particulier dont nous nous occupons, nous trouvons que les auteurs ont utilisé non seulement les méthodes monopolaire et bipolaire avec deux aiguilles, mais qu'ils ont introduit deux, trois et même quatre aiguilles réunies au même pôle *(multipuncture monopolaire)*. M. Garel indique bien que l'on peu placer le pôle positif sur l'une des aiguilles *(multipuncture bipolaire)*, mais cet auteur n'a utilisé ce procédé que plus tard ([1]). Il est facile de voir qu'il y a un assez grand nombre de combinaisons à mesure que l'on augmente le nombre des aiguilles.

On a déjà étudié dans ces diverses combinaisons, pour le cas simple où le conducteur est plan et homorésistant, la distribution des lignes équipotentielles et la direction des lignes de flux. On trouvera, dans les Mémoires de M. A. Guébhard ([2]), une planche contenant les nombreuses figures qu'il a pu réaliser au moyen de son intéressante méthode. Nous lui en avons emprunté deux qui s'appliquent au cas clinique que nous étudions.

La première *(fig. X)* représente le diagramme fourni par deux pôles de même nom, l'autre pôle étant éloigné et très

---

([1]) THILLY. — *Loc. cit.*
([2]) *Loc. cit.*

étendu ou, comme l'on dit en électrothérapie, *indifférent*. Que ces deux pôles de même nom soient positifs ou négatifs; peu importe, la distribution des lignes de flux et des lignes équipotentielles sera la même. On voit que, dans cette figure, les premières lignes équipotentielles affectent la forme d'un 8,

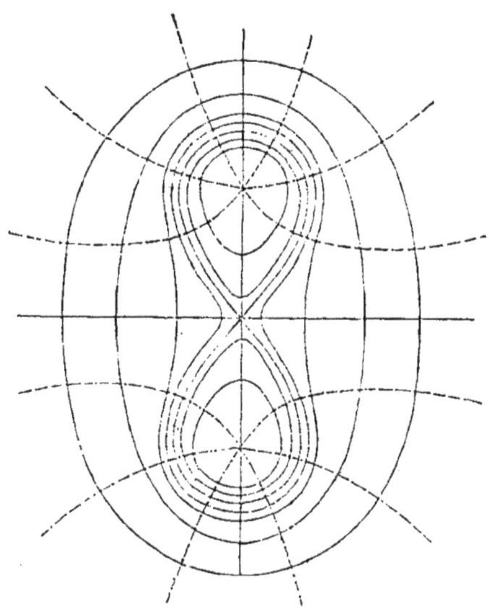

FIG. X.

DIAGRAMME DES LIGNES DE FLUX ET ÉQUIPOTENTIELLES POUR DEUX PÔLES DE MÊME NOM

Lignes équipotentielles en trait plein. — Lignes de flux en pointillé.
Deux lignes droites de construction.

très différente de celle observée pour deux pôles de nom contraire. Mais les lignes de flux, beaucoup plus intéressantes pour nous, ne sont pas moins différentes. On n'en a tracé que quelques-unes (en pointillé, tandis que les lignes équipotentielles sont en traits pleins); mais cependant leur nombre est suffisant pour montrer leur direction générale et leur distribution. Leur direction est divergente à partir de chacun des points d'origine et leur nombre est minimum au voisinage de l'espace interpolaire. En dehors de cet espace au contraire, et plus particulièrement au voisinage du prolongement de la ligne interpolaire, la densité augmente très nettement.

Voilà donc une combinaison de pôles et d'électrodes qui, *a priori*, doit être rejetée pour le cas qui nous occupe, où l'on veut une concentration aussi grande que possible des lignes de flux sur la ligne de section à produire et où la divergence de ces mêmes lignes doit être évitée pour supprimer du même coup les irradiations douloureuses que nous avons signalées.

Cliniquement, nous n'avons pu juger de cette combinaison, ne l'ayant jamais employée, persuadés qu'elle était mauvaise pour ces raisons théoriques. M. Miot l'a utilisée, mais sans émettre aucun avis sur ses inconvénients ou ses avantages. M. Garel, nous dit M. Thilly [1], a complètement abandonné le procédé de Miot; il a supprimé l'électrode à distance et place le pôle positif et le pôle négatif sur le cartilage même. L'expérience a donc conduit cet auteur à ne plus faire d'électrolyse monopolaire avec deux ou plusieurs aiguilles, ce qui confirme les données physiques établies plus haut.

La figure XI [2] représente le diagramme des lignes de flux et des lignes équipotentielles pour trois pôles de même nom avec pôle indifférent de nom contraire. Dans ce cas, bien plus que dans le précédent, les lignes de flux vont en divergeant et c'est en dehors de l'espace interpolaire que leur densité est la plus grande. Pour les mêmes raisons que celles données plus haut, cette combinaison (méthode monopolaire, tripuncture) doit être rejetée dans le cas clinique dont nous nous occupons.

Il y aurait bien d'autres cas à considérer et plus particulièrement les combinaisons de deux, trois, quatre et plus pôles de même nom avec un pôle unique de nom contraire également distant des premiers [3]. Tous ces cas peuvent se déduire, en ce qui nous intéresse, du cas longuement étudié précédemment des deux pôles de nom contraire. Dans tous, les lignes de flux ont leur densité maxima au niveau de l'espace interpolaire, elles n'ont qu'une divergence très faible et c'est avec

---

[1] *Loc. cit.*, p. 40.
[2] GUÉBHARD. — *Loc. cit.*, p. 6.
[3] M. Garel a utilisé cette combinaison : une aiguille positive, trois négatives. (THILLY, *loc. cit.*)

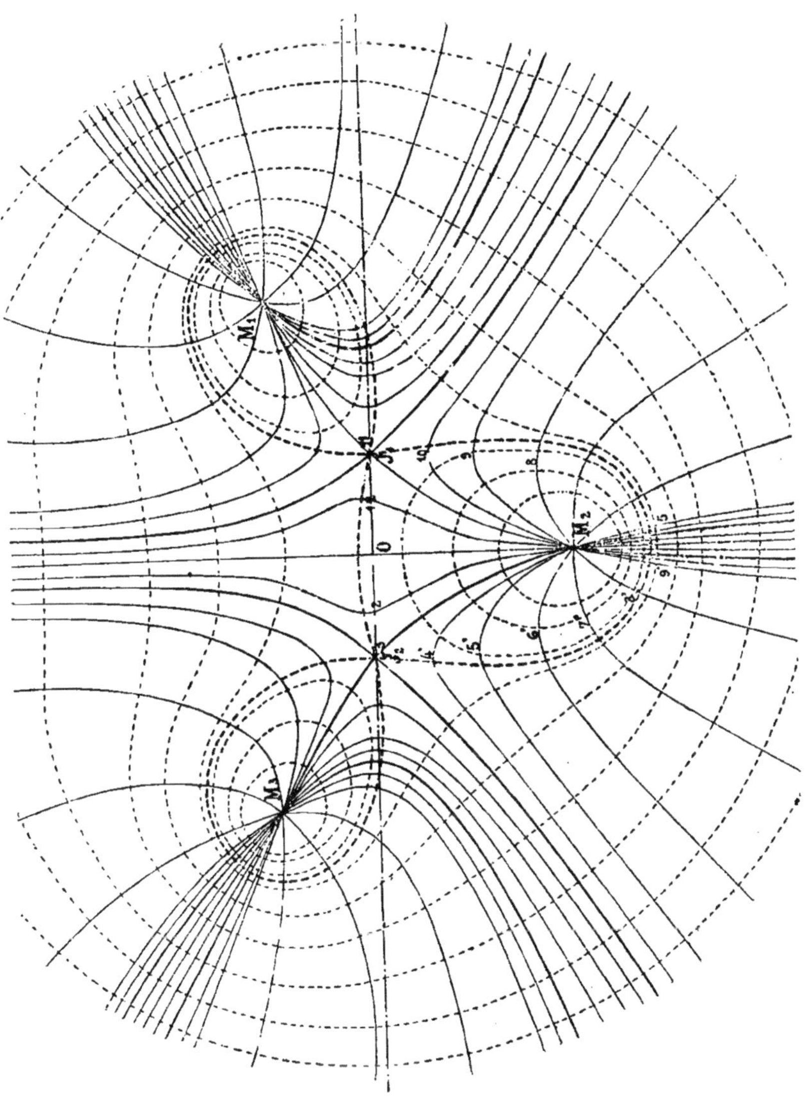

FIG. XI.

DIAGRAMME DES LIGNES DE FLUX ET DES LIGNES ÉQUIPOTENTIELLES
POUR TROIS PÔLES DE MÊME NOM

Lignes de flux en traits pleins. — Lignes équipotentielles en pointillé.
Deux lignes droites de construction.

ces combinaisons que l'on peut avoir le moins d'irradiations douloureuses. L'emploi de telle ou telle parmi elles dépendra de la forme du tissu à détruire. Pour une destruction linéaire, la combinaison de deux pôles de nom contraire est préférable; mais, pour détruire une masse prismatique, on pourra, par exemple, placer des pôles de même nom au voisinage des angles du prisme et un pôle de nom contraire suivant son axe. D'autres combinaisons sont encore possibles qui n'ont pas reçu la consécration clinique, mais qu'il est facile d'imaginer.

Puisque nous arrivons à cette conclusion que les deux pôles doivent être introduits dans le tissu à détruire, il est beaucoup moins important d'examiner comparativement leurs effets destructeurs. Quelques auteurs attribuent au pôle négatif une action plus marquée; c'est même sur cette donnée, considérée comme bien démontrée, que M. Miot s'était basé pour employer dans la plupart des cas la combinaison monopolaire avec plusieurs aiguilles. M. Garel l'a suivi dans cette voie; il « choisit de préférence le pôle négatif, qui est plus destructeur et qui détermine une eschare molle, peu rétractile » (¹). M. Kuttner (²) exprime aussi une opinion semblable : « L'emploi du pôle négatif est plus actif, dit-il, la destruction qu'il produit est plus étendue, les phénomènes de réaction sont plus faibles et passagers et la résorption des masses nécrosées plus rapide. » Nous avouons n'avoir jamais pu établir une différence bien marquée à ce point de vue entre les deux pôles. M. G. Weiss (³), qui a récemment étudié au microscope les effets produits par l'électrolyse sur la structure intime du tissu musculaire, ne signale également aucune différence dans les graves lésions qu'il a pu constater. La seule remarque que nous ayons quelquefois pu faire entre l'action des deux pôles se rapporte à un phénomène tout autre, déjà connu et devenu classique; l'arrachement de l'aiguille positive donne très rarement lieu à une hémorragie, tandis que celui de l'aiguille négative s'accompagne souvent d'une légère effusion

---

(¹) GAREL. — Congrès de Laryngol., *loc. cit.*, p. 366.
(²) A. KUTTNER. — Die Elektrolyse, ihre Wirkungsweise und Verwendbarkeit bei soliden Geweben. (*Berl. klin. Woch.*, 1889, nᵒˢ 45 et 47. Separatabd, Berl. 89, p. 19.)
(³) G. WEISS. — Expé iences sur l'électrolyse des muscles (*Rev. gén. des Sc.*, t. I, 1890, p. 82.)

de sang. Il nous semble que cette action plus destructive du pôle négatif, si elle existe, demande à être confirmée par des expériences comparatives faites sur des tissus semblables et avec des conditions de courant en tout comparables.

Examinons maintenant quelles intensités de courant il convient d'utiliser. Lorsqu'on veut décomposer par un courant électrique une certaine quantité d'un électrolyte donné, il y a deux conditions à remplir, commandées par les lois physiques : 1° la différence de potentiel aux deux électrodes plongeant dans l'électrolyte doit être au moins égale à la force électromotrice de polarisation de cet électrolyte; 2° la quantité d'électricité qui doit traverser le circuit est déterminée par la loi de Faraday. Cherchons comment la première condition pourra être réalisée, dans le cas particulier qui nous occupe.

Tout électrolyte est à l'état liquide; ce sont donc les liquides de l'organisme qui imprègnent les tissus qui seront décomposés par le courant. Or, ces liquides sont formés par des sels tenus en dissolution dans l'eau et, parmi ces sels, ceux que l'on trouve le plus invariablement et en plus grande abondance sont, par ordre décroissant, le chlorure de sodium, le sulfate de sodium, le carbonate de sodium, le phosphate de sodium et quelques autres de moindre importance. De tous ces sels, le plus important est de beaucoup le chlorure de sodium. D'après Hoppe Seyler, le sérum du sang de l'homme contient 4,92 °/₀₀ de chlorure de-sodium, tandis qu'il ne contient que 0,44 °/₀₀ de sulfate de sodium, sel qui vient immédiatement après. Nous pouvons donc admettre, par approximation, que lorsqu'on fait une électrolyse dans un tissu sain et physiologiquement irrigué par le sang, comme c'est d'ailleurs le cas dans les électrolyses de la cloison du nez, tout se passe comme si l'on décomposait par le courant une solution de chlorure de sodium à 5 °/₀₀. Or, il est facile de calculer la force électromotrice de polarisation au chlorure de sodium et de connaître, par conséquent, la différence de potentiel minima aux électrodes nécessaire et suffisante pour produire la décomposition.

Ce calcul donne le résultat suivant : la force électromotrice, pour décomposer le chlorure de sodium dissous, est de 4ᵛ184. C'est la différence de potentiel minima devant exister entre les deux aiguilles pour produire l'électrolyse, lorsqu'on s'adressera aux liquides de l'organisme (¹).

Cette différence de potentiel minima entre les deux électrodes est toujours largement dépassée avec les appareils habituellement utilisés. Il n'y a donc pas lieu de s'en préoccuper.

Il n'en est pas de même au sujet des intensités à fixer. Ici, une grande divergence existe dans les opinions. Si l'on consulte surtout les observations recueillies, il est impossible d'établir un chiffre moyen ayant quelque valeur, tellement les chiffres extrêmes peuvent être éloignés. Cela tient en réalité à ce que la question est très complexe. Nous allons tâcher de l'élucider dans la mesure du possible, tout en montrant les points sur lesquels l'expérience ne s'est pas encore prononcée.

Le phénomène physique, point de départ de toute action électrolytique sur les tissus vivants, est parfaitement connu. C'est la base solide sur laquelle devra s'appuyer par la suite l'interprétation des faits. Rappelons brièvement ces notions d'électricité physique. Lorsqu'un électrolyte est traversé par un courant, la quantité d'électrolyte décomposée est proportionnelle à la quantité d'électricité qui a traversé l'électrolyte. Lorsque l'on connaît l'intensité I du courant exprimé en ampères et le temps t, pendant lequel il est resté établi, exprimé en secondes, la quantité d'électricité Q, exprimée en coulombs, est égale à I t et l'on a :

$$Q = I\,t$$

La quantité d'électrolyte décomposée par un coulomb d'électricité est ce que l'on appelle l'*équivalent électro-chimique* de l'électrolyte. Cet équivalent est connu pour la plupart des corps. Pour le chlorure de sodium entre autres (Na^2Cl^2), G. Gore a donné le chiffre de $0^{mgr},61$. Ces 61 centièmes de milligramme, décomposés par un coulomb, mettent en liberté $0^{mgr},24$ de sodium métallique et $0^{mgr},37$ de chlore. En multipliant ces chiffres, qui sont les équivalents électro-chimiques

---

(¹) Remarquons en passant que si, avec une différence de potentiel égale ou supérieure au chiffre indiqué plus haut, il y a toujours production de phénomènes électrolytiques, lorsque cette différence de potentiel est appliquée sur un tissu vivant, il n'en est pas de même avec une différence de potentiel inférieure. Dans ce cas, aucun phénomène électrolytique ne se produit.

des corps considérés, par la quantité d'électricité Q, exprimée en coulombs, on aura :

Q . 0,61 = I t . 0,61 = quantité de chlorure de sodium, décomposée en milligr.
Q . 0,24 = I t . 0,24 = quantité de sodium, libérée en milligrammes.
Q . 0,37 = I t . 0,37 = quantité de chlore,   —   —

Le phénomène électrique s'arrête là. Mais nous savons ce qui se passe après cette décomposition du chlorure de sodium en dissolution. Il se forme de la soude au pôle négatif, car le sodium ne peut rester à l'état métallique en présence de l'eau dont sont imprégnés les tissus et il se dégage de l'hydrogène. C'est cette formation de soude que l'on a nommée *action secondaire de l'électrolyse*. Au pôle positif se passe également une action secondaire, mais elle est beaucoup plus complexe. Il se forme bien de l'acide chlorhydrique, en même temps qu'un dégagement d'oxygène; mais on voit apparaître un grand nombre de composés oxygénés du chlore, notamment de l'acide hypochloreux.

Il est facile de calculer la quantité de soude qui se forme au pôle négatif pour un coulomb d'électricité, puisque l'on connaît la quantité de sodium mise en liberté. La quantité d'acide chlorhydrique sera moins facilement calculée, à cause des composés oxygénés dont nous avons parlé; mais on peut, par approximation, les négliger dans le calcul.

Ce que l'on connait donc à peu près exactement c'est, l'intensité et la durée du courant étant données, les quantités d'alcali caustique et de caustique acide qui vont agir sur les tissus voisins des pôles. Tout donne à penser que les effets de destruction sont proportionnels à ces quantités d'alcali et d'acide et que le volume de tissu détruit est aussi proportionnel, toutes choses égales d'ailleurs, à la quantité d'électricité qui a traversé ce tissu, c'est à dire au produit I t. Mais une démonstration bien précise de cette proportionnalité exacte reste à faire, démonstration hérissée d'ailleurs de difficultés au point de vue expérimental. Tous les expérimentateurs sont en cela d'un même avis et la notation du temps pendant lequel le courant est resté établi accompagne toujours l'indication de l'intensité du courant.

Bruns dit que la destruction des tissus « est nettement et

naturellement proportionnelle à la durée et à l'intensité du courant (¹)». Kuttner, Tripier et Graupner (²) émettent la même opinion. Nous avons constaté souvent nous-même la vérité de ce principe en clinique.

Il en résulte cette considération importante que l'on peut, dans un cas donné, diminuer l'intensité, à condition d'augmenter la durée du passage et réciproquement. L'indication quantitative importante qui devra être déterminée, sera donc, non plus l'intensité du courant en milliampères, mais la quantité d'électricité en coulombs. Par exemple, si, pour détruire une déviation de la cloison, on juge la quantité de seize coulombs suffisante, on pourra n'utiliser qu'une intensité de douze milliampères et prolonger l'application pendant vingt-deux minutes, car :

$$0^a,012 \times 22 \times 60'' = 16 \text{ coulombs};$$

ou, si les circonstances et le peu de sensibilité manifestée par le malade le permettent, utiliser au contraire une intensité élevée de vingt-six milliampères, avec une courte durée de dix minutes, car de même

$$0^a,026 \times 10 \times 60'' = 16 \text{ coulombs}.$$

Dans les limites que nous indiquons ici par ces chiffres, nous avons toujours vu la loi confirmée par l'observation clinique. En serait-il de même si ces limites étaient de beaucoup dépassées? C'est peu probable, surtout pour des intensités au-dessous de cinq milliampères, où aucun effet électrolytique apparent ne semble se produire; là encore manquent des données expérimentales bien précises.

Il y aurait encore à se demander, en restant dans les limites indiquées plus haut, quel volume de tissu est détruit par la quantité d'un coulomb. La question est encore plus complexe que les précédentes. Nous savons, en effet, que non seulement il faut considérer les effets immédiats de l'électrolyse sur les cellules du tissu dans lequel les aiguilles ont été enfoncées,

---

(¹) V. BRUNS. — *Die Galvano-Chirurgie oder die Galvanokaustik und Elektrolysis bei chirurgischen Krankheiten.* Tübingen 1870, p. 76.
(²) GRAUPNER. — *Elektrolyse und Katalyse.* Breslau, 1891.

mais encore ceux qui ne se produisent que tardivement par lésion, à la périphérie de la zone brutalement détruite, des vaisseaux et des nerfs. C'est à cause de ces lésions à évolution lente que l'eschare formée est si longue à parvenir à sa limitation définitive, réservant quelquefois des surprises à ceux qui n'ont visé que la destruction immédiate.

On comprend combien ce processus consécutif à l'électrolyse peut difficilement être évalué pour une intensité donnée de courant. La mollesse du tissu ou sa dureté, la résistance que l'on rencontre en enfonçant les aiguilles, enfin une certaine expérience clinique permettront d'arriver, dans chaque cas, à la fixation d'une quantité d'électricité qu'il ne faudra pas dépasser.

Nous avions pensé, dans des cas favorables, à recueillir l'eschare électrolytique au moment de sa chute et de la rapprocher de la quantité d'électricité qui avait servi à la produire. Mais les cas sont très rares où la suppuration et la fragmentation de l'eschare nous aient permis de la recueillir tout entière. Sans compter qu'il faut avoir affaire à un malade soigneux et très attentif. Cependant, voici un fait que nous donnons à titre de document. M. M..., malade de M. le professeur Vergely, est électrolysé à deux reprises différentes et à vingt-un jours d'intervalle, méthode bipolaire. La première électrolyse est faite avec $I = 15^{ma}$, $t = 10'$, $Q = 9^c$; aucune eschare ne se détache. La seconde est faite avec $I = 20^{ma}$, $t = 12'$, $Q = 14^c,4$. Tous les soins antiseptiques sont pris pour éviter la suppuration, la chute d'un fragment de tissu volumineux a lieu quinze jours après la dernière électrolyse. Ce fragment a une forme nettement triangulaire, comme l'éperon de la cloison qui a disparu; il mesure dix millimètres sur sa plus grande longueur, six millimètres de largeur et cinq millimètres d'épaisseur. Il a un poids de $32^{mgr},8$. Il est presque entièrement formé de cartilage.

Technique instrumentale. — Les instruments nécessaires pour électrolyser une cloison sont : d'une part, les appareils électriques servant à produire, graduer, mesurer et conduire le courant; d'autre part, les instruments chirurgicaux destinés à s'enfoncer dans le tissu à détruire et à y amener le courant.

Depuis M. Miot, qui s'était d'abord servi dans quelques cas de petites lames simplement appliquées contre les tissus à détruire, sans succès d'ailleurs, tous les auteurs se sont servis d'aiguilles implantées dans les tissus. Ces aiguilles sont réunies deux à deux (Miot) ou séparées pour être introduites l'une après l'autre; elles sont recourbées ou fléchies à des angles variables; enfin elles sont presque toujours en or ou en platine.

Nous nous sommes toujours servis d'aiguilles séparées, car l'écartement des points d'implantation est variable dans chaque cas (1); les aiguilles sont toujours droites, car il nous a semblé que presque toutes les déviations étant très facilement accessibles, une aiguille droite est plus facilement poussée qu'une aiguille courbe. Nos aiguilles sont en acier; on les trouve facilement dans le commerce, où elles sont vendues comme aiguilles pour voiliers. Elles ont un poli, une régularité de fabrication difficilement atteints par d'autres aiguilles; leur pointe est solide et parfaitement aiguë; enfin, leur grosseur et leur longueur peuvent être beaucoup variées, selon les cas, et l'opérateur peut en avoir un très grand nombre à sa disposition. Dans les divers cas, nous avons employé de ces aiguilles dont le diamètre variait de 0mm5 à 1mm5. Leur longueur varie de 7 à 10 centimètres. Cependant, nous avons pu nous en procurer dans le commerce ayant une longueur de 15 centimètres pour une électrolyse du pharynx.

Ces aiguilles valent-elles mieux que celles faites de métaux précieux? Nous n'hésitons pas à répondre oui; car, en dehors des avantages que nous venons de signaler et qui sont par eux-mêmes assez importants, elles n'ont pas le grand inconvénient de fléchir dans leur longueur lorsqu'on exerce sur elles l'effort nécessaire pour les faire pénétrer dans un tissu dur, inconvénient que présentent toutes les aiguilles faites de métaux précieux. L'un de nous (Bergonié) a utilisé, pour éviter ce défaut, des aiguilles à électrolyse en platine iridié (1). Elles peuvent convenir, mais sont beaucoup plus difficiles à se procurer. Quant à l'objection qui se présente spontanément au

---

(1) On n'entend parler ici que de la méthode bipolaire avec deux aiguilles.
(1) BERGONIÉ. — *Bulletins de la Société d'Anatomie et de Physiologie de Bordeaux,* t. XII, 1891

sujet de l'attaque de l'aiguille positive pendant le passage du courant, on ne doit pas s'y arrêter, car les sels qui se forment sont des chlorures de fer, qui ne sont nullement nuisibles et agissent même comme antihémorragiques. On remarque seule-

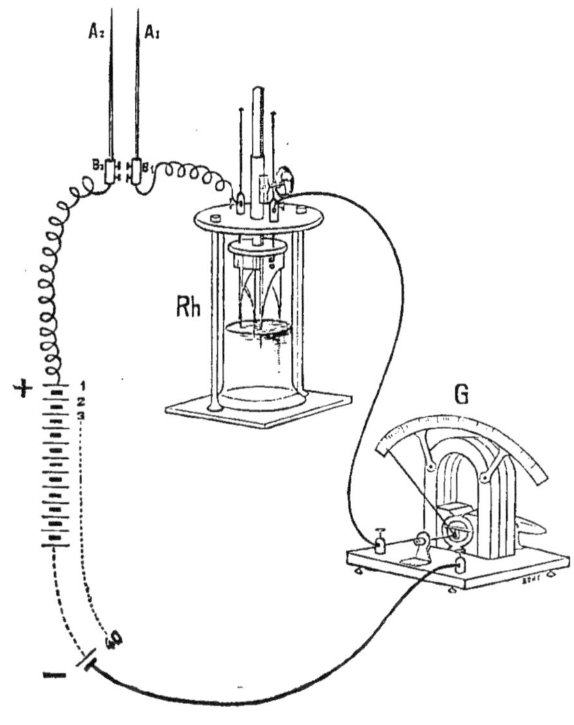

FIG. XII.

CIRCUIT ÉLECTRIQUE POUR L'ÉLECTROLYSE DES DÉVIATIONS
DE LA CLOISON

A_1 A_2. Aiguilles-électrodes. — *1, 2, 3,* ········ *40*. Batterie galvanique dont les éléments sont accouplés en tension. — *G*. Milliampèremètre. — *Rh*. Rhéostat.

ment que l'aiguille positive est plus difficile à retirer, à cause du dépoli produit par l'attaque électrolytique. Enfin, ces aiguilles d'acier peuvent être fléchies ou incurvées, au gré de l'opérateur, si on les rougit quelques secondes à la flamme d'une lampe à alcool ou d'une bougie pour leur enlever leur trempe.

Ces aiguilles ne sont pas isolées. Pour protéger les tissus sains que l'électrolyse ne doit pas atteindre, nous nous servons d'un tube de caoutchouc mince ou mieux d'un bout de sonde urétrale d'homme de calibre approprié au diamètre de l'aiguille et que nous coupons à la demande. C'est un excellent isolant et sa rigidité est assez grande pour qu'on puisse facilement le glisser sur l'aiguille déjà en place, jusqu'au point de pénétration de celle-ci.

Les aiguilles sont reliées à la source par des serre-fils ordinaires à deux vis *(fig. XII)* qui permettent de serrer fortement toutes les aiguilles quel qu'en soit le diamètre; l'autre extrémité du serre-fil porte le conducteur souple et léger qui complète le circuit. On a ainsi d'excellents contacts qu'un mouvement intempestif du malade ne peut rompre.

Nous pourrions passer sous silence les appareils qui nous ont servi à produire, graduer et mesurer le courant nécessaire aux électrolyses de la cloison; les instruments sont en effet les mêmes que pour toute opération électrolytique quelle qu'elle soit. Il suffit pour réussir d'avoir de bons appareils vérifiés et sur lesquels on puisse absolument compter. Il n'en est pas malheureusement toujours ainsi et la fabrication des appareils-jouets en électrothérapie semble prendre une extension de plus en plus grande. Aussi, croyons-nous devoir décrire avec quelques détails ceux que nous avons utilisés. Ce n'est pas que nous pensions que l'on ne puisse faire aussi bien, mais pour montrer simplement par un exemple à combien de conditions difficiles doit satisfaire la moindre installation électrique sérieuse pour donner de bons résultats et surtout des résultats comparables.

La composition du circuit devant servir à une électrolyse de la cloison présente la plus grande simplicité, lorsqu'il est composé comme il suit *(fig. XII)*: 1° la batterie formée d'éléments en plus ou moins grand nombre, *1, 2, 3, -------40,* accouplés en tension et dont le dernier élément est réuni par son pôle négatif à un 2° milliampèremètre G; 3° le rhéostat Rh fait suite au milliampèremètre et enfin 4° les aiguilles $A_1 A_2$ sont réunies par des serre-fils $B_1 B_2$ et par des fils très fins, souples, aux deux extrémités du circuit. Il est à remarquer que tous ces appareils ou instruments sont accouplés l'un à l'autre en tension.

Examinons maintenant en détail chacun d'entre eux.

La batterie pourrait n'être formée que de quelques éléments, car nous avons vu que, théoriquement, il suffisait d'une force électromotrice légèrement supérieure à la force électromotrice de polarisation du chlorure de sodium (4ᵛ184) pour produire l'électrolyse. Ceci explique comment Voltolini [1] et, après lui, Garel ont pu se servir d'une batterie composée seulement de

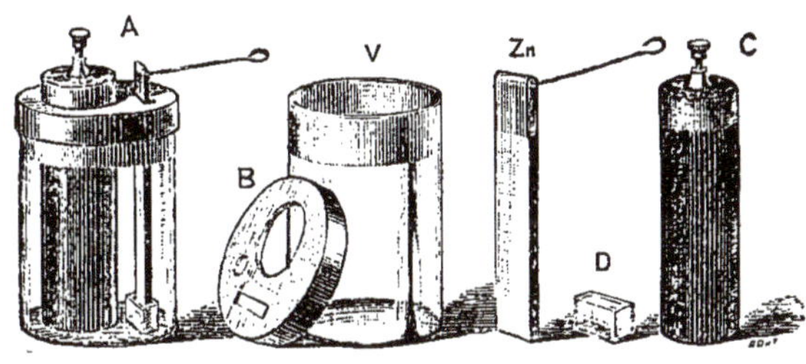

FIG. XIII

ÉLÉMENT DE PILE MODÈLE DE LA CLINIQUE ÉLECTROTHÉRAPIQUE DE BORDEAUX
(GENRE LECLANCHÉ)

A. Élément monté et complet. — *V*. Vase en verre d'une contenance de deux litres à bords paraffinés. — *Zn*. Lame de zinc amalgamé avec fil de cuivre d'accouplement. — *C*. Vase poreux en charbon contenant du bioxyde de manganèse en grains. — *D*. Augette en verre recevant la partie inférieure du zinc. — *B*. Couvercle d'ébonite.

quelques éléments au bichromate de grande surface. Ce nombre n'aurait pu, d'ailleurs, descendre au-dessous de trois. Notre batterie est formée d'éléments Leclanché à grande surface pouvant fournir, sans polarisation sensible, toutes les intensités que réclame la thérapeutique électrique. L'élément que l'un de nous (Bergonié) a fait construire et dont toutes les constantes ont été étudiées et déterminées avec soin est représenté monté et démonté dans la figure XIII. Cet élément, utilisé en particulier depuis cinq ans dans la Clinique électrothérapique de l'hôpital Saint-André et dans le laboratoire de physique médicale de la Faculté de Médecine, n'a cessé de donner entière satisfaction. Il se compose d'un vase extérieur cylindrique en verre *V* de deux litres de capacité, dont les bords ont été enduits à chaud de paraffine; d'un vase poreux en charbon *C,* dont la

---

[1] R. Voltolini. — *Die Krankheiten der Nase und der Nasenrachenraumes nebst einer Abhandlung über Elektrolyse.*

partie supérieure a été également paraffinée et contient du bioxyde de manganèse en grains comme dépolarisant, à la partie supérieure du cylindre se trouve un écrou avec boulon de serrage; d'une lame de zinc amalgamé Zn, mesurant vingt-cinq centimètres de hauteur, six de largeur et huit millimètres d'épaisseur, également paraffinée à sa partie supérieure et portant, soudée sur sa tranche, une queue de cuivre; d'une augette en verre D, destinée à recevoir la partie inférieure de la lame de zinc, à recueillir le mercure qui pourrait s'en écouler et surtout à prévenir tout contact entre le zinc et le charbon de l'élément; d'un couvercle d'ébonite B, percé de trois trous : l'un, circulaire, pour laisser passer l'extrémité du vase poreux; l'autre, rectangulaire, pour laisser passer l'extrémité du zinc; le troisième destiné à remplir l'élément du liquide excitateur et à compléter les pertes produites par la faible évaporation qui se produit. L'élément tout monté est représenté en A.

Les constantes de cet élément sont les suivantes : la force électromotrice en circuit ouvert est égale à 1^v45; elle est très peu variable avec le temps. La résistance intérieure peut prendre des valeurs différentes, suivant que la dissolution active est plus ou moins concentrée. Cette dissolution est faite avec du chlorhydrate d'ammoniaque cristallisé et pur dans de l'eau distillée. Voici les résistances intérieures, mesurées par l'un de nous (Bergonié) sur des éléments en tout semblables, excepté par le titre de la solution excitatrice :

TITRES DES SOLUTIONS	RÉSISTANCE INTÉRIEURE EN OHMS
10^{gr} pour $1,000^{gr}$.	$2\omega3$.
20 —	1 7.
30 —	1 1.
40 —	0 9.
50 —	0 7.
60 —	0 55.
80 —	0 4.
100 —	0 3.

Il semble qu'il serait avantageux de choisir une solution de 100 °/₀₀, à cause de la résistance vraiment très faible à laquelle on peut amener ainsi l'élément; mais l'expérience ne confirme

pas entièrement cette manière de voir, car il se fait des dépôts
de cristaux sur le zinc et sur le charbon qui augmentent rapidement sa résistance intérieure. Après des tâtonnements
nombreux et des expériences comparatives de longue durée
sur des éléments placés dans le même circuit mais dont le
titre de la solution était différent, c'est la solution à 30^{gr} °/$_{oo}$
qui a été adoptée. Les constantes de l'élément sont donc les
suivantes :

Force électromotrice........... 1^{v}45.
Résistance intérieure......... 1$^\omega$1.

D'après ces chiffres, on voit qu'il est possible d'obtenir avec
un tel élément en court circuit, un courant dont l'intensité
serait de :

$$\frac{1^v45}{1^\omega1} = 183^a1$$

c'est à dire 1,318 milliampères. L'expérience directe vérifie ce
résultat. En réalité, l'élément serait incapable de produire
quelque temps cette intensité très élevée sans se polariser. Mais
en le mettant dans les conditions de *travail maximum*, l'élément est capable de fournir pendant un temps très long
l'intensité correspondante [1]. On pourra donc demander à
l'élément 659 milliampères. C'est beaucoup plus que ce qui a
pu être utilisé jusqu'à aujourd'hui dans la thérapeutique
électrique.

Le galvanomètre G, gradué en milliampères, dont nous
nous sommes servis est un Deprez-d'Arsonval, ancien modèle,
construit par P. Barbier pour les usages électrothérapiques,
en 1885, sur les indications de l'un de nous [2]. C'est un
appareil de cabinet, il n'est pas transportable et ne peut être
fixé dans une de ces jolies boites en acajou ou autres bois
précieux dont les caprices font le désespoir des confrères.

---

[1] Si l'on appelle I_0 l'intensité du courant fournie par une pile fermée sur elle-
même, sans aucune résistance interposée ou en court circuit; le travail maximum
fourni par cette pile est obtenu lorsque l'intensité I du courant qu'elle produit a pour
expression :

$$I = \frac{I_0}{2}$$

[2] Voir, pour la description et les usages de ce galvanomètre : BERGONIÉ, *Études
d'Électrothérapie théoriques et cliniques*, Bordeaux, 1887.

L'aiguille est verticale, en aluminium, et longue de 185 milli-mètres. Elle se meut sur un cadran vertical de 360 millimètres de développement. Sur ce cadran sont gravées sur argent cent divisions équidistantes. La distance d'une des divisions à la suivante est d'un peu plus de 3 millimètres. Avec ces dimensions de l'aiguille et de l'échelle, on peut lire l'intensité d'un courant accusée par le galvanomètre à une distance de plus de trois mètres.

Tous les galvanomètres, quels qu'ils soient, peuvent être employés dans ce cas particulier comme dans tous les autres cas en électrothérapie, à condition que l'on se soit assuré de l'exactitude de la graduation. Malheureusement, il n'en est pas toujours ainsi, et c'est avec un certain étonnement, mêlé de crainte pour la valeur des observations où de telles mesures ont été prises, que nous lisons par hasard, dans une communication faite au Congrès international d'Otologie et de Laryngologie (¹) : « L'usage que j'ai fait de ces deux instruments (deux milliampèremètres) m'oblige ici à appeler l'attention de mes confrères sur la nécessité qu'il y a à indiquer toujours, dans nos observations, le galvanomètre employé, car une même intensité dans le courant est évaluée, dans l'un et l'autre galvanomètre, par des chiffres différents. » (!) C'est, on le voit, remettre en question l'utilité des mesures en unités absolues adoptées par le Congrès des électriciens de 1882; c'est revenir à des évaluations des intensités ne pouvant être comparées entre elles ; la désignation du nombre des éléments, qui nous paraît aujourd'hui et avec raison si insuffisante, valait mieux. Que nous importent d'ailleurs les graduations de tel ou tel constructeur? Un médecin électricien, vraiment au courant de son électricité, doit savoir vérifier et corriger la graduation de son milliampèremètre. On trouve d'ailleurs aujourd'hui des milliampèremètres dont la graduation est très exacte (modèle d'Arsonval-Gaiffe, par exemple).

Le dernier appareil qui reste à examiner est celui qui nous sert à graduer l'intensité du courant utilisé dans l'électrolyse. La condition à remplir pour que les phénomènes douloureux soient réduits à leur minimum est de faire croître l'intensité

(¹) *Loc. cit.,* p. 338.

du courant progressivement et d'une manière *continue* de zéro
à l'intensité fixée et de la faire décroître de la même manière,
lorsque l'effet est obtenu. Or, il n'y a que deux moyens de
réaliser cette variation *continue* du courant, ou bien de faire
croître et décroître la force
électromotrice de la source
utilisée, ou bien de faire
décroître et croître la résistance du circuit insensi-
blement dans les deux cas.
Lorsqu'on se sert d'une
batterie d'éléments de pile,
le premier moyenne peut
être utilisé. En ajoutant les
éléments un à un à ceux
qui sont déjà dans le circuit, la force électromotrice
croit par échelons successifs, échelons d'autant plus
marqués que la résistance
totale du circuit est plus
faible (cette résistance peut
être très faible dans certains cas d'électrolyse de la
cloison, à peine une cen-
taine d'ohms). A chaque
manœuvre du collecteur
d'éléments se produit donc
une variation brusque de
l'intensité, d'où excitation
des nerfs sensitifs, sensations douloureuses, phos-
phènes, vertiges, etc. Nous
avons complètement laissé

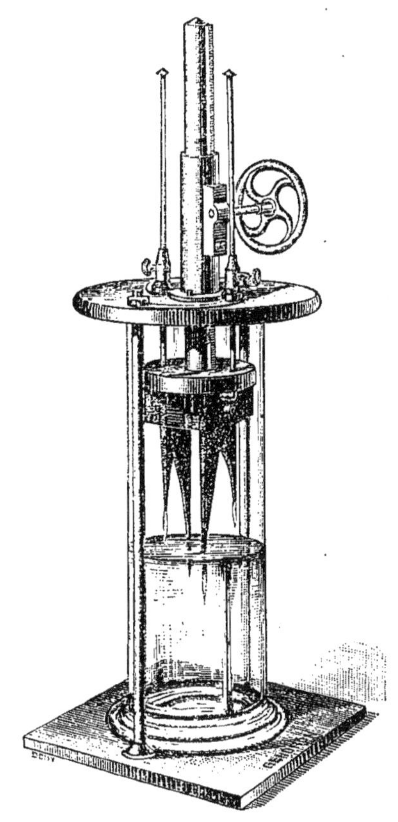

FIG. XIV

RHÉOSTAT A LIQUIDE DESTINÉ AUX USAGES
ÉLECTROTHÉRAPIQUES

(Modèle du Prof. J. Bergonié.)

de côté ce mode de graduation du courant et nous servons
toujours du second procédé possible, la variation de la résistance du circuit.

L'appareil qui nous sert à faire varier la résistance du circuit
dans les électrolyses des tissus est un rhéostat à eau spéciale-

ment construit sur nos données pour les usages électrothérapiques par la maison Gendron (de Bordeaux). Ce rhéostat est représenté figure XIV. Il est formé par une large éprouvette en verre contenant le liquide dans lequel plongent des lames de charbon destinées à faire varier la longueur et la section de la colonne liquide qui forme le rhéostat proprement dit. Le liquide utilisé est de l'eau simple. On fait plus ou moins plonger les électrodes de charbon dans l'eau, au moyen d'une roue à crémaillère qui meut l'ensemble de ces électrodes comme un piston dans son corps de pompe. De chaque côté de la tige de ce piston sont deux tringles de laiton passant à frottement dur dans les deux bornes qui servent à relier le rhéostat au circuit général.

Voyons maintenant comment on a pu faire varier, dans d'aussi larges limites que possible, la résistance de l'appareil. Les électrodes charbon sont formées chacune de deux lames dont le profil a été découpé sous forme d'un arc de parabole *(fig. XV, C C')* et dont la tranche est progressivement amincie. Ces lames sont réunies deux à deux en quantité par des blocs de charbon C_1 et C_1, mais chacun des groupes est isolé de l'autre par une pièce intermédiaire E en ébonite. Un boulon $B B$, isolé également par un tube d'ébonite $E' E'$, serre toutes ces pièces si bien qu'elles ne font plus qu'un seul et même bloc. Les lames de charbon ne sont pas placées parallèlement l'une à l'autre, mais elles forment un angle tel que leur distance est maxima lorsque la pointe seule des charbons touche le liquide. La distance minima des lames est cependant suffisante pour qu'aucun index de liquide ne puisse subsister entre elles par capillarité. Les extrémités $C C C' C'$ des lames-électrodes sont prolongées par un faisceau de fils de verre qui retient toujours par capillarité une certaine quantité d'eau.

Il est facile de comprendre comment on fait usage de l'appareil. La crémaillère étant au haut de sa course, les pinceaux en fil de verre fixés aux extrémités des lames de charbon $C C$ affleurent juste le liquide par leur pointe et leur distance est maxima. Le rhéostat est à son maximum de résistance. Fait-on tourner le pignon commandé par la roue, les pinceaux en $C C$ plongent de plus en plus et l'extrémité des lames elle-même vient toucher le liquide, la résistance de l'appareil a diminué sensiblement; si on abaisse encore le piston formé par les lames, les pinceaux en $C'\,C'$ viennent au contact, plongent de plus en plus; enfin, les quatre lames laissent passer le courant à travers l'eau. A partir de ce moment, la surface immergée des lames s'accroît progressivement, leur distance diminue et la résistance du rhéostat

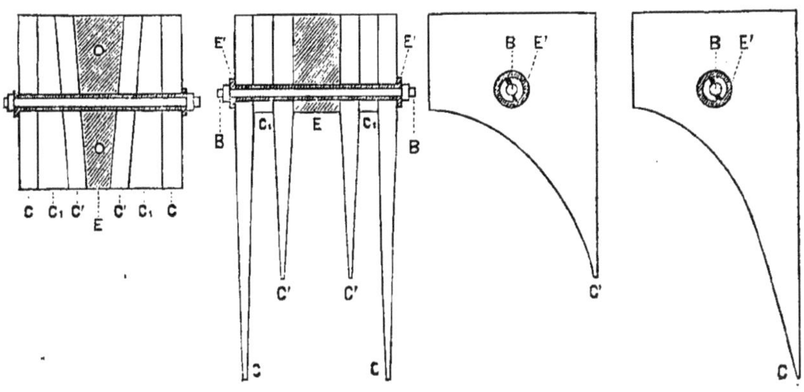

FIG. XV

RHÉOSTAT POUR LES USAGES ÉLECTROTHÉRAPIQUES.

FORMES, MONTAGE ET ACCOUPLEMENT DES LAMES ÉLECTRODES DU RHÉOSTAT.

$C.\ C.$ Grandes lames. — $C'.\ C'.$ Petites lames. — $C_1.\ C_1.$ Blocs de charbon réunissant en quantité une grande et une petite lame. — E. Blocs d'ébonite isolant les deux couples de lames. — $B.\ B.$ Boulon servant au montage. — $E'.\ E'.$ Gaine isolante de ce boulon.

est à son minimum lorsque la crémaillère est au bas de sa course.

La résistance de ce rhéostat peut aller, dans certains instruments, jusqu'à un demi-mégohm (500,000 ohms) et descendre à 20 ou 30 ohms avec tous les intermédiaires. Lorsqu'on manie avec soin la roue qui meut la crémaillère, l'aiguille du galvanomètre se déplace avec une vitesse uniforme et sans à coup et, si le temps employé à parvenir jusqu'à l'extrémité maxima est suffisant, la douleur accusée par le malade est très faible. Dans les opérations électrolytiques faites sur la cloison, la durée de cette période n'est jamais inférieure à deux minutes.

Pour ne pas allonger outre mesure ce mémoire déjà bien

long, nous transcrivons ici quelques-unes de nos observations seulement : celles qui s'écartent des électrolyses ordinaires, soit par le volume du tissu à détruire *(obs. III)*, soit par la comparaison rare que l'on peut trouver dans un même cas entre les méthodes monopolaire et bipolaire *(obs. IV)*, soit enfin par la formation après l'action électrique d'un séquestre osseux *(obs. V)*.

OBSERVATION III.

Déviation avec enchondrome de la cloison cartilagineuse
Électrolyse — Guérison.

M... (M.), douze ans, vient nous consulter une première fois, le 5 janvier 1889, adressé par le professeur Vergely, pour une gêne de la respiration de la fosse nasale droite.

À l'examen rhinoscopique antérieur, on constate du côté gauche un enfoncement de la cloison cartilagineuse, formant vers sa partie moyenne une sorte de pli profond occupant toute la longueur du cartilage quadrangulaire d'avant en arrière.

Du côté opposé, fosse droite, en relevant simplement la pointe du nez en haut, on peut voir que l'orifice de la narine est obstrué par une masse dure, d'aspect rosé, faisant corps avec la cloison et laissant un tout petit espace au-dessous d'elle, au niveau du plancher de la fosse nasale. C'est la cause évidente de la gêne de la respiration de ce côté. Nous proposons la destruction de cette saillie par l'électrolyse. Le malade demande à réfléchir et n'est revu qu'au mois de janvier 1892, c'est à dire trois ans après sa première visite.

Le médecin traitant de l'enfant, qui habite un des départements voisins, nous l'adressa avec la note suivante, que nous reproduisons textuellement, car elle détaille parfaitement l'état du jeune homme au moment où il se présente à notre examen :

« Le jeune M... est sous l'influence d'une croissance rapide ; la poitrine n'a pas suivi le développement du corps, le changement de climat et de nourriture ont aussi produit un effet débilitant, se joignant à une cause permanente depuis près de deux ans, l'obstruction nasale.

» Toutes ces causes réunies produisent actuellement un état d'anémie et de débilitation très intense. Le système nerveux est ébranlé jusqu'à l'état commençant de chorée. Le cœur, sous l'influence de l'état nerveux, a présenté des phénomènes simulant l'hypertrophie et, actuellement, il y a des périodes fréquentes d'intermittences, de soubresauts et un léger bruit de souffle, qui tendent à s'améliorer.

» L'opinion presque générale des médecins qui ont vu le malade est que l'obstruction nasale est la cause première de tous ces désordres : la respiration, insuffisante, n'a pas permis à la poitrine de s'élargir ; l'hématose est incomplète, la circulation sanguine troublée et, l'anémie survenant, les troubles nerveux ont augmenté à mesure de la débilitation générale.

» Nous désirons donc que l'opération sur les fosses nasales vienne rétablir la liberté de la respiration au plus tôt. L'enfant mange de bon appétit, digère bien et possède un fonds de résistance très suffisant. Il n'a jamais été sérieusement malade. Ses parents, frères et sœurs, sont bien constitués. Rien donc ne fait prévoir des complications. »

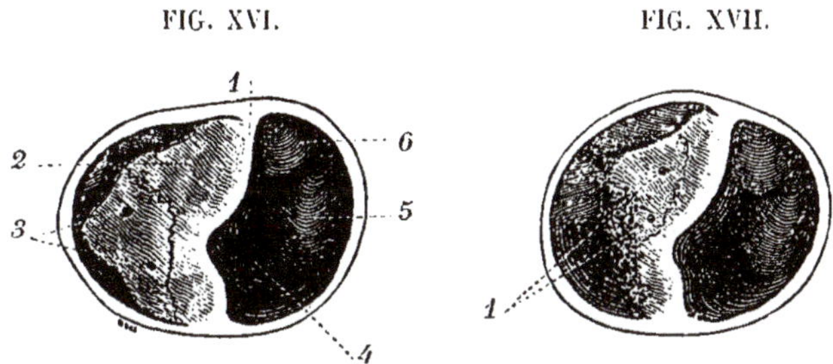

FIG. XVI.   FIG. XVII.

DÉVIATION CONSIDÉRABLE AVEC VÉRITABLE ENCHONDROME
DE LA CLOISON VU, AVANT *(fig. XVI)* ET APRÈS L'ÉLECTROLYSE BIPOLAIRE *(fig. XVII)*
(On voit ici les deux fosses nasales.)

Fig. XVI. — AVANT L'ÉLECTROLYSE. — *1.* Cloison du nez déviée vers sa partie moyenne. — *2.* Portion saillante du cartilage. — *3.* Points sur lesquels ont été placées les aiguilles, la positive occupait le point supérieur. — *4.* Méat inférieur vu dans la narine opposée (gauche du malade). 5. Cornet inférieur. — *6.* Cornet moyen

Fig. XVII. — ASPECT DES FOSSES NASALES QUINZE JOURS APRÈS LA PREMIÈRE OPÉRATION (la partie saillante de la tumeur a disparu). — *1.* Points sur lesquels ont été placées les aiguilles à la deuxième séance qui a fait disparaître toute la partie marquée d'un trait noir ondulé allant de haut en bas de la partie déviée. Après cette deuxième opération, les méats inférieurs et moyens communiquaient librement entre eux.

A l'examen, on constate que la saillie cartilagineuse a notablement augmenté. Elle empêche complètement l'entrée de l'air dans la fosse nasale droite, allant jusque sur l'aile du nez qu'elle refoule et fait saillir en dehors *(fig. XVI)*, de sorte que la pointe du nez est déviée vers la droite. Cette fois l'électrolyse est acceptée.

Une première séance est pratiquée en présence de M. le professeur Vergely. Les aiguilles d'acier sont placées facilement dans les points indiqués sur la figure ci-jointe. Intensité du courant vingt-deux milliampères, durée douze minutes; puis courant à vingt milliampères, durée trois minutes; durée totale quinze minutes. Pas de phénomènes réactionnels pendant le passage du courant, la cocaïne a complètement anesthésié la muqueuse. Les suites de cette première intervention ont été des plus simples et, quinze jours après, l'aile du nez reprenait sa place habituelle, la fosse nasale était perméable à sa partie inférieure *(fig. XVII)*.

Nous avons fait plus récemment une deuxième séance d'électrolyse, les aiguilles ayant été placées dans les points indiqués sur la fig. XVII. Intensité dix-huit milliampères, durée du courant douze minutes. Électrolyse indolore. Pas de réaction.

Le malade n'est pas encore complètement guéri de cette deuxième et dernière intervention, qui a déjà rétabli la communication entre les méats inférieur et moyen. La cloison reste toujours épaissie dans le point dévié; mais, une fois le malade guéri, il sera certainement impossible de reconnaître l'intervention dont il a été l'objet.

OBSERVATION IV.

Rhino-bronchite spasmodique ancienne—Éperon ostéo-cartilagineux de la cloison — Cautérisations galvaniques — Électrolyse de la cloison — Amélioration marquée.

Mme G..., âgée de trente-cinq ans environ, vint nous consulter en octobre 1888 pour des bruits subjectifs et une surdité progressive, pour laquelle elle a déjà été soignée, il y a quelques années, avant de venir habiter Bordeaux. La malade se plaint en même temps d'un enchifrènement à peu près constant, de bronchites fréquentes et d'accès d'oppression qui la tiennent éveillée une partie de la nuit. Elle ne respire un peu plus à l'aise qu'en brûlant de temps à autre dans sa chambre de la poudre dite *des asthmatiques*.

Parmi ses antécédents héréditaires, nous relevons une fièvre typhoïde légère, en 1877.

L'affection actuelle date, dit la malade, de 1876, époque où elle prit un rhume pendant lequel elle fut très oppressée. La même année, elle alla aux bains de mer et, à ce moment, elle prit un nouveau rhume qui augmenta l'oppression; la toux se prolongea et, depuis cette époque, les rhumes se succédèrent nombreux, obligeant la malade à garder la chambre et s'accompagnant d'une dyspnée intense. Malgré tout, dans l'intervalle de ces crises, Mme G... reprend sa vie ordinaire, marche, va en soirée, danse même sans être trop incommodée.

En 1879, l'oppression devient plus persistante; elle revient tous les soirs, et c'est vers cette époque qu'elle vint habiter Bordeaux. Vue alors par un médecin de la ville, elle est envoyée à La Bourboule et soumise à l'usage de l'iodure de potassium. Sous l'influence de cette médication, un mieux semble se produire; mais les rhumes fréquents et les crises d'oppression reparaissent, elles débutent nettement alors par de l'enchifrènement et des éternuements.

En 1880, rougeole qui ne modifie rien à la situation du moment.

En 1881, nouvelle saison à La Bourboule, qui produit pendant un mois une amélioration marquée; puis les mois suivants se passent en crises continuelles. La malade prend alors la coqueluche avec ses enfants et, bien entendu, la situation se trouve momentanément aggravée.

En 1882, saison à Cauterets, où le médecin traitant examine les fosses nasales et pratique quelques cautérisations des cornets avec un caustique chimique (acide chromique probablement?). Les douches nasales prescrites alors sont mal supportées et la malade se voit obligée de renoncer à ce mode de traitement.

Depuis cette époque jusqu'en 1888, elle revient tous les ans à Cauterets, éprouvant au retour une amélioration passagère que le premier rhume d'hiver suffit pour faire disparaître. Dans l'intervalle des saisons thermales, la malade prend de l'arsenic et de l'iodure de potassium alternés; mais l'oppression persiste d'une manière presque constante, accompagnée de temps à autre de poussées aiguës, pendant lesquelles la malade respire très mal, et dort la plus grande partie de sa nuit assise sur son lit.

C'est vers cette époque et dans cette situation que la malade vient nous consulter. A ce moment, la respiration par le nez est à peu près impossible et, en dehors des signes habituels d'une bronchite chronique, on constate, à l'examen des fosses nasales, un gonflement hypertrophique considérable de la muqueuse des cornets inférieur et moyen, qui se réduisent très mal et incomplètement sous l'influence de la cocaïne. Hyperesthésie considérable de la pituitaire, surtout au niveau du méat moyen. Impossibilité d'obtenir l'anesthésie complète avec la cocaïne, même en solution concentrée au $\frac{1}{5}$. Malgré tout, on cautérise la muqueuse hypertrophiée au galvanocautère, avec le couteau porté à plat et enfoncé dans le tissu à détruire, et on prescrit des irrigations antiseptiques. Après avoir pratiqué une série de cautérisations galvaniques, nous avons la satisfaction de voir la respiration nasale complètement rétablie à droite, mais encore un peu difficile à gauche. Les cornets inférieurs osseux sont manifestement volumineux des deux côtés. A l'examen rhinoscopique, on trouve alors du côté gauche l'existence d'une arête ostéo-cartilagineuse commençant sur la partie inférieure du cartilage du septum, se portant ensuite directement en haut et allant se terminer vers la partie supérieure du vomer par un éperon osseux volumineux, acéré, s'enfonçant dans la muqueuse du cornet moyen. L'attouchement de cette région avec le stylet était extrêmement sensible et très désagréable à la malade. Les symptômes d'oppression n'ayant guère été modifiés par le traitement galvanique, nous proposons de faire disparaître cette saillie du septum par l'électrolyse, ce qui est accepté.

Je conduis alors la malade chez mon confrère, le Dr Bergonié, et nous pratiquons, le 10 mai 1889, une première séance par le procédé monopolaire, l'aiguille négative étant placée dans la partie antérieure cartilagineuse de la saillie à détruire. La malade, très effrayée, énervée à l'avance, supporte fort mal cette première séance que nous considérons comme nulle; aussi en faisons-nous, le mois suivant, une deuxième qui, un peu mieux tolérée, donne un léger résultat. La séance a été douloureuse et a provoqué de douleurs dans les incisives supérieures, dans la tête. Le soir de l'opération, Mme G... est énervée et dort mal.

En octobre 1889, nous faisons une troisième séance par la *méthode monopolaire* encore. Après cette dernière, qui est aussi mal tolérée, la portion cartilagineuse de l'arête a disparu, mais l'éperon osseux persiste tout entier. L'oppression, un moment améliorée, reparaît à la suite d'un rhume et persiste une bonne partie de l'hiver.

En avril 1890, nous proposons une nouvelle électrolyse qui, cette fois, est faite par la *méthode bipolaire* qui nous avait déjà donné de meilleurs résultats que la première (monopolaire), à laquelle nous avions désormais renoncé. Les deux aiguilles sont placées dans le tissu osseux que nous perforons avec assez de facilité. La négative est placée près de la base (point d'insertion) de la partie à détruire, la positive sur la partie externe la plus saillante. Intensité du courant, trente milliampères; durée totale, quatorze minutes; les cinq premières sont employées à établir le courant, que l'on fait à la fin diminuer rapidement. Cette fois, le résultat est complet et, après quinze jours environ, on facilite la chute du séquestre osseux avec le petit ostéotome construit à cet effet *(fig. XX)*.

Notons en passant que, pendant l'exécution de toutes ces manœuvres, *nous n'avons jamais pu obtenir l'anesthésie complète* de la muqueuse avec la cocaïne, employée cependant *larga manu* et appliquée avec le tampon de ouate. A dater de cette époque, une amélioration marquée se produit dans l'état de la malade, que nous envoyons au Mont-Dore.

En novembre 1890, elle eut un rhume accompagné d'oppression, qui fut de moins longue durée que les années précédentes.

Au printemps de 1891, rhumes successifs avec dyspnée médiocre.

En juin, crises d'éternuements le matin, accompagnés d'un peu d'oppression. Cependant, la malade peut sortir le soir; elle dort mieux.

En août 1891, nouvelle saison au Mont-Dore. Le mois est mauvais, pluvieux; la malade s'enrhume et, à son retour, elle a *une bronchite qui n'est pas accompagnée d'oppression.* C'est, depuis le début de sa maladie, le premier rhume qui évolue sans lui donner les crises d'asthme auxquelles elle est habituée.

En octobre, nouveau rhume sans oppression; la toux persiste peu.

L'hiver est ensuite excellent, les soirées sont meilleures, elle peut sortir, aller au théâtre et, depuis cette époque, elle nous dit ne plus avoir eu de grandes crises. Elle s'enrhume encore avec facilité; mais l'oppression qu'elle éprouve est légère et, sans être complètement guérie, elle se trouve cependant notablement améliorée.

OBSERVATION V.

Toux quinteuse, spasmodique — Éperon osseux de la cloison
Électrolyse — Guérison.

C... (Maurice), cinquante-cinq ans, vient nous consulter en mai 1890; il est atteint depuis déjà plusieurs années de crises de toux survenant particulièrement au moment des repas et surtout pendant ou plutôt à l'occasion de la déglutition des liquides. La toux est sèche, quinteuse, spasmodique, allant quelquefois presque jusqu'à l'asphyxie.

Préoccupé de son état, le malade a déjà vu plusieurs médecins qui ont employé des remèdes variés. Les chatouillements partant de l'arrière-gorge, le malade se croyait atteint de laryngite. La voix était normale.

L'examen de la gorge et du larynx ne révélant rien d'anormal, nous pratiquons l'examen rhinoscopique antérieur, qui nous permet de constater l'existence d'un gonflement hypertrophique de la muqueuse du cornet inférieur droit, en partie réductible par la cocaïne. En outre, on voit nettement de ce côté, sur le vomer, un éperon volumineux s'enfonçant dans la muqueuse du cornet inférieur, auquel il semble adhérer.

FIG. XVIII.   FIG. XIX.

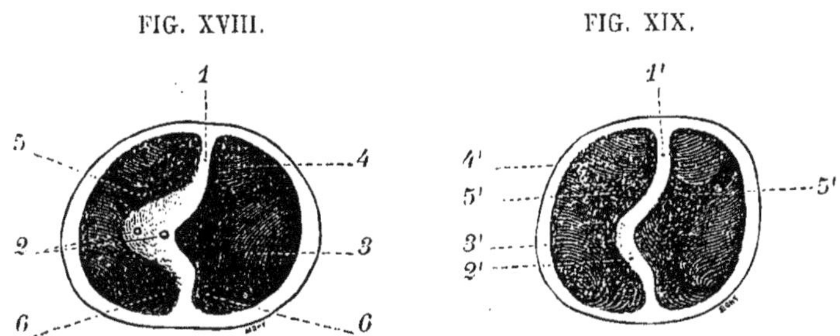

COUPES TRANSVERSALE ET VERTICALE DES FOSSES NASALES MONTRANT LA CLOISON AVANT *(fig. XVIII)* ET APRÈS L'ÉLECTROLYSE *(fig. XIX)*.

1. 1'. Cloison du nez vue par sa partie antérieure — 2. Éperon saillant (les deux points indiquent la place des aiguilles, la positive était la plus rapprochée de la base de l'éperon). — 2'. La même vue après l'opération. — 3. 3'. Cornets inférieurs. — 4. 4'. Cornets moyens. — 5. 5'. Méats moyens. — 6. 6. Méats inférieurs.(droit et gauche).

On prescrit des douches nasales antiseptiques et nous proposons la réduction de la muqueuse hypertrophiée avec le couteau galvanique, qui est commencée huit jours après. La partie tuméfiée est réduite au bout d'un mois environ et le malade se trouve de ce fait considérablement amélioré. La toux, quoique persistant encore, est moins fréquente; elle a presque perdu son caractère spasmodique. L'amélioration se maintient pendant tout l'hiver et le printemps suivant, puis, au mois de mai 1891, la toux reparaît à la suite d'un rhume, tendant à reprendre le caractère d'autrefois. Averti par sa première atteinte, il revient aussitôt nous voir et nous proposons l'électrolyse de son éperon osseux. L'opération est acceptée et pratiquée en juin 1891, par la méthode bipolaire exclusivement employée par nous à cette époque.

Les aiguilles sont placées dans la partie saillante osseuse, avec moins de facilité que d'habitude; l'os est plus compact. Intensité du courant, dix-huit à vingt milliampères; durée, quatorze minutes; deux minutes pour établir le courant. Vingt jours après, l'eschare se détache, le séquestre est mobile; nous finissons de le détacher avec notre ostéotome. Réduction de quelques bourgeons de la muqueuse au galvanocautère et, un mois et demi après l'électrolyse, la cicatrice est complète, l'espace faisant communiquer les méats moyens et inférieurs parfaitement libre. La cloison reste un peu épaissie au point où existait la déviation.

Depuis cette époque, le malade, que nous revoyons de temps à autre avec son fils, lui aussi atteint de gonflement hypertrophique des cornets inférieurs, se porte fort bien. Il toussille de temps à autre, mais les quintes ont absolument disparu.

Comme nous l'avons fait observer dans le cours de notre travail, ces deux derniers exemples sont pris parmi bien d'autres ; mais nous les avons choisis d'abord parce qu'ils prouvent surabondamment la supériorité de la méthode bipolaire sur la monopolaire que nous avions employée au début, ensuite parce que, dans ces deux cas, nous avions eu à *agir sur des saillies osseuses*, dont l'une (celle du deuxième malade) était assez compacte. Une autre remarque importante se dégage de ces observations ; nous voulons parler de l'inefficacité de la cocaïne pour anesthésier *complètement* la pituitaire, fait que nous avons maintes fois observé chez des sujets porteurs d'une névrose réflexe d'origine nasale. Hâtons-nous, du reste, d'ajouter que ces malades sont généralement des névropathes plus ou moins avérés et presque tous atteints d'une hyperesthésie considérable de la membrane de Schneider.

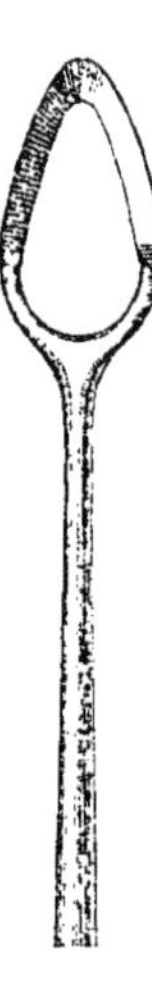

FIG. XX.

Une fois l'électrolyse terminée, on déterge la surface opératoire à l'aide d'une injection boriquée qui enlève les détritus formés autour des points d'implantation de l'aiguille et le malade n'est revu que deux ou trois jours après pour surveiller la formation et la chute de l'eschare. Ce n'est guère qu'après trente-six à quarante-huit heures que l'on peut se rendre un compte exact du degré de destruction obtenue et de la partie de tissu mortifiée. Suivant son étendue, on recouvre la surface sécrétante de poudre d'iodoforme ou simplement d'acide borique si l'odeur du premier de ces topiques est trop désagréable au malade (fait le plus habituel). Vers le huitième ou le dixième jour, l'eschare commence à se détacher, la muqueuse environnante bourgeonne un peu et il est parfois utile de réprimer ces saillies à l'aide du galvanocautère. Quelquefois même, les tissus cartilagineux ou osseux nécrosés incomplètement détachés entretiennent la suppuration et prolongent la durée de la cicatrisation. Alors, nous détachons cette esquille à l'aide de l'ostéotome imaginé par l'un de nous (Moure) dont nous donnons la figure ci-jointe. Cet instrument peut même servir à enlever d'emblée de petites saillies cartilagineuses qui ne méritent pas une séance d'électrolyse.

Lorsque l'eschare est à peu près complètement détachée, il est bon de régulariser la surface électrolysée, à l'aide du couteau galvanique porté à plat sur les parties saillantes. Ces manœuvres sont faites, bien entendu, après cocaïnisation et ne sont, par conséquent, nullement douloureuses.

Ajoutons enfin, en terminant, qu'il n'est pas très rare de voir le malade éprouver, le troisième ou quatrième jour après l'électrolyse, une certaine douleur occupant la racine du nez ou cet organe tout entier, quelquefois même une partie de la face. Ces douleurs, souvent fugaces, durent chez quelques sujets pendant plusieurs jours et se produisent particulièrement au moment de l'action de se moucher. On les observe surtout chez les malades nerveux ou chez ceux dont on a électrolysé une large surface.

Conclusions. — L'électrolyse, sagement maniée, nous paraît être le procédé de choix pour la destruction des saillies (éperons, crêtes, etc.) cartilagineuses ou osseuses de la cloison du nez. Elle constitue une opération non sanglante, à peu près indolore, dont il est facile de mesurer exactement l'action et dont les résultats définitifs sont aussi destructifs qu'on le désire. Une seule séance suffit en général; on doit toujours faire usage de la méthode bipolaire, telle que nous l'avons décrite dans le cours de notre travail.

Bordeaux. — Imp. G. Gounouilhou, rue Guiraude, 11.

TABLE DES MATIÈRES

Historique des procédés électrolytiques employés.

Lois physiques de la propagation du courant électrique.

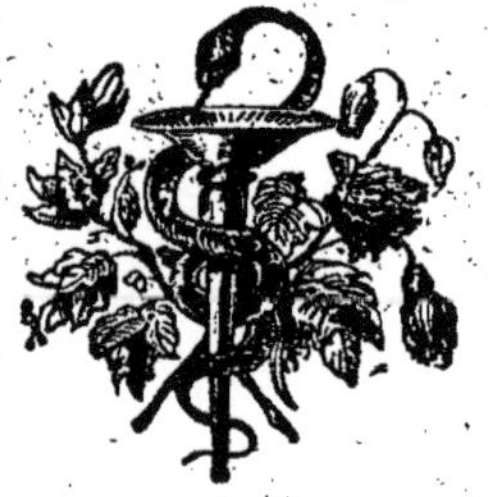

www.ingramcontent.com/pod-product-compliance
Ingram Content Group UK Ltd.
Pitfield, Milton Keynes, MK11 3LW, UK
UKHW021439090726
13657UKWH00003B/1150